Dr JACQUES BOULET

Se soigner par l'homéopathie

La consultation
Le médicament
Les conseils pratiques

J'AI LU
Bien-être

SOMMAIRE

Première partie

Préparer votre consultation
chez le médecin homéopathe

Que faire en attendant de consulter
votre médecin ?

Deuxième partie

Les polychrestes et les médicaments
de mode réactionnel chronique

PREMIÈRE PARTIE

Préparer votre consultation chez le médecin homéopathe

Que faire en attendant de consulter votre médecin ?

L'HOMÉOPATHIE : UN MÉDICAMENT ORIGINAL, UNE CONCEPTION MÉDICALE

L'homéopathie est d'abord une méthode thérapeutique qui met en application, dans la pratique médicale, le phénomène de similitude : des substances susceptibles de provoquer des symptômes chez un individu en bonne santé peuvent guérir ces mêmes symptômes chez le malade.

L'idée d'une possibilité thérapeutique par le semblable remonte à l'école d'Hippocrate, qui avait déjà mentionné cinq siècles avant notre ère que : « les mêmes choses qui ont provoqué le mal le guérissent ».

C'est un médecin allemand, Samuel Hahnemann qui, il y a deux cents ans, entreprit de vérifier expérimentalement ce phénomène et d'en tirer des enseignements pratiques sur le plan thérapeutique. En 1796, il publie un article intitulé « Essai sur un nouveau principe », dans lequel il explique et décrit les motifs et les bases d'une thérapeutique qu'il nommera quelques années plus tard l'homéopathie. Cette dernière consiste à donner au malade comme médicament la substance susceptible de provoquer expérimentalement chez l'homme sain le même tableau clinique, la même (*homéo*) maladie (*pathie*).

Pour comprendre l'action, et par là l'utilisation thérapeutique de l'homéopathie, il faut savoir que ses possibilités thérapeutiques sont liées, non seulement aux possibilités pharmacologiques de la substance de base, mais aussi à la sensibilité du malade.

En pratique, l'action du médicament homéopathique dépend de deux phénomènes complémentaires :

— plus une substance est active, voire toxique, plus elle provoque (ou guérit) des symptômes évidents et identiques chez tous les sujets ;

— plus une personne est sensible à une substance, plus les symptômes que cette substance provoque (ou guérit) chez elle sont nombreux, variés et subjectifs ; ils interviennent (ou disparaissent) d'autant plus rapidement, efficacement et pour des quantités d'autant plus faibles que la personne y est sensible.

■ Quelques exemples

Prenons des exemples concrets pour illustrer ces deux phénomènes et leurs conséquences thérapeutiques :

• Si nous recevons tous un grand coup de gourdin sur la tête, nous aurons tous un traumatisme crânien ; l'hématome et la perte de connaissance qui s'ensuivent sont identiques chez chacun de nous et indépendants de notre sensibilité. Personne ne peut se prévaloir d'une sensibilité particulière au gourdin ou au traumatisme crânien.

De même, une substance toxique provoque des lésions identiques chez tous les sujets et, par conséquent, le médicament homéopathique fabriqué à partir de cette substance guérit ces lésions chez chacun, quelle que soit sa sensibilité. L'important est la similitude entre la lésion du malade et le pouvoir lésionnel toxicologique de la substance.

Ainsi, pour une maladie aiguë accidentelle, traumatique (brûlure, blessure, hématome) ou infectieuse (grippe, gastro-entérite) les lésions ou les troubles fonctionnels sont essentiellement dus à la cause, et les médicaments homéopathiques choisis sont ceux qui peuvent agir spécifiquement sur cette lésion ou maladie, quelles que soient la personnalité ou la sensibilité du malade.

• Si nous recevons un petit coup de marteau sur la tête, nous présenterons un petit hématome douloureux ; la qualité de notre douleur, sa rapidité d'installation, son intensité et les symptômes subjectifs qui l'accompagnent sont liés évidemment à la lésion, mais aussi pour beaucoup à notre sensibilité.

De même, l'expérimentation des substances à des doses non toxiques a montré qu'en plus de la lésion apparaissaient des symptômes fonctionnels et généraux d'autant plus nombreux et intenses que la personne y était sensible.

Ainsi, dans la plupart des maladies chroniques ou récidivantes, si le lien entre la cause et l'effet est évident (rhinopharyngites récidivantes : virus ; herpès : virus ; ou allergie : pollen), le rôle du terrain et de la sensibilité individuelle est évident. De ce fait, traiter les symptômes sans traiter le fond s'avère le plus souvent insuffisant, c'est ce qui explique les échecs ou les récidives lors des traitements allopathiques ou lors d'automédications purement symptomatiques.

• Maintenant si quelqu'un nous caresse la tête, il n'y a, *a priori*, aucune lésion et pourtant il peut se développer des symptômes locaux et généraux qui ne sont, bien sûr, liés qu'à notre sensibilité.

De même, une substance (même sans possibilité pharmacologique connue), sous forme de médicament homéopathique, peut induire et guérir chez un individu sensible toutes sortes de symptômes ; au même titre qu'un stress peut provoquer un eczéma, un ulcère d'estomac, une colère ou une insomnie.

Ainsi dans de nombreux syndromes fonctionnels ou même dans de nombreuses maladies qui s'expriment par des lésions, la sensibilité et le terrain chronique sont les responsables principaux, et seule leur compréhension permet un traitement efficace et durable. Dans ces cas, l'homéopathie privilégie surtout l'individu dans son environnement en respectant sa sensibilité et la globalité de ses symptômes.

Ces exemples, simples, permettent de comprendre les limites de l'homéopathie et de l'automédication.

Les limites de l'homéopathie

L'homéopathie est une thérapeutique de l'adaptation et de la réaction de l'organisme ; pour cela il faut :

— que la maladie soit réversible. La plupart des lésions, inflammations, infections sont réversibles ; en revanche, les anomalies génétiques, le vieillissement, la dégénérescence des tissus par exemple ne le sont pas ;

— que la personne ait des possibilités de réagir. Plus une personne est jeune, indemne de pathologies chroniques ou de traitements lourds, plus son potentiel réactionnel est important ; à l'inverse une personne âgée, avec une polypathologie et prenant de nombreux traitements réagit beaucoup moins bien à la stimulation du médicament homéopathique ;

— qu'il existe bien une substance capable de provoquer la même maladie et de la guérir sous forme de médicament homéopathique. L'expérience de deux cents ans d'expérimentation et de pratique médicale a permis aux médecins homéopathes de connaître plusieurs centaines de médicaments (1 163 médicaments sont aujourd'hui remboursés par la Sécurité sociale) qui répondent à la définition de l'homéopathie et qui couvrent la plupart des symptômes observables.

Les limites de l'automédication

▪ L'examen clinique

La quasi-totalité des diagnostics médicaux ne peuvent être faits qu'après un examen clinique complet ; toute lésion ou sensation anormale qui persiste nécessite donc une consultation médicale.

Dans les rubriques « Que faire en attendant de consulter votre médecin ? », nous préciserons à chaque fois passé quel délai il faut consulter, tantôt de toute urgence (pour une laryngite aiguë de l'enfant, par exemple), tantôt après un mois (pour des verrues plantaires).

▪ Les possibilités réactionnelles

Dans certains cas les capacités de réagir d'un organisme ne font plus face à l'agression et le traitement homéopathique ne peut donc plus être actif, c'est au médecin d'en juger et d'utiliser alors une autre thérapeutique.

▪ Le terrain

Un certain nombre de maladies aiguës, même si elles apparaissent brusquement avec des lésions ou des troubles fonctionnels bien organisés, ne sont pas à proprement parler des maladies aiguës mais des épisodes aigus d'un terrain chronique.

L'expérience montre que la guérison des crises aiguës passe plus par le traitement du terrain que par le traitement des symptômes de la crise ; dans les rubriques « Que faire en attendant de voir votre médecin ? », nous signalerons systématiquement cette nécessité de traiter le terrain : c'est le cas, par exemple, pour l'herpès, l'asthme ou l'urticaire.

LA CONSULTATION CHEZ LE MÉDECIN HOMÉOPATHE

Dans ce chapitre, vingt-deux grandes consultations sont abordées. Pour chacune, le lecteur y retrouvera la description du déroulement de la consultation. Il est évident que chaque médecin homéopathe a ses habitudes et sa façon de procéder, et que l'ordre décrit ici est un exemple ; ce qui est sûr en tout cas, c'est que chaque fois le médecin homéopathe portera son attention de manière égale et adaptée à chaque patient. Ainsi il se penchera :

— sur la description précise de vos symptômes, leur localisation, l'aspect des lésions, vos sensations, les conditions d'amélioration ou d'aggravation de celles-ci ;

— sur l'étude de votre sensibilité générale par l'interrogatoire et l'examen général appareil par appareil ; par l'examen de vos particularités morpho-typologiques ; par l'étude de votre caractère, de votre mode de vie, de vos goûts et de vos habitudes ;

— sur votre terrain chronique, vos antécédents personnels, vos antécédents familiaux et les conditions de survenue de votre maladie.

Dans chaque chapitre seront également décrites les situations rencontrées le plus fréquemment et les solutions proposées généralement.

Là encore il est possible que votre médecin propose des solutions sensiblement différentes ; n'oublions pas que chaque cas est différent et que par ailleurs la médecine est un art qui se nourrit, se perfectionne et s'enrichit de sa diversité.

L'homéopathie se veut respectueuse de la différence des êtres ; ce qui est vrai pour les patients doit l'être également pour les médecins.

Que faire en attendant de consulter votre médecin ?

Dans chacun de ces chapitres, il vous est proposé des conseils thérapeutiques à appliquer en attendant de consulter votre médecin. Ces conseils sont toujours assortis de deux types d'annotations présentées en encadrés :

Terrain à traiter :

Il est indispensable de traiter le terrain, ce qui limite l'action du simple médicament symptomatique

Consultez votre médecin :

Il faut voir votre médecin pour faire un diagnostic précis, un bilan ou entreprendre un traitement médical adapté.

La posologie

■ La dilution

La dilution est exprimée en CH, c'est-à-dire en centésimale hahnemanienne. La 1re CH est obtenue en diluant 1 partie du principe actif dans 99 parties de solvant, puis en agitant fortement (dynamisant) la solution ; les dilutions suivantes sont obtenues en reproduisant ces deux mêmes opérations : dilution et dynamisation jusqu'à la dernière dilution délivrée en France, autrement dit la 30e CH. La pratique quotidienne nous a permis de nous limiter à certaines dilutions :

— 4 ou 5 CH, appelées basses dilutions, utilisées pour traiter les symptômes aigus, physiques (lésions) ou organiques ;

— 7 ou 9 CH, appelées moyennes dilutions, utilisées pour traiter les symptômes fonctionnels (douleurs) ou généraux (fièvre) ;

— 15 ou 30 CH, appelées hautes dilutions, utilisées pour traiter les symptômes comportementaux (anxiété) ou le terrain.

Il existe toutefois de nombreuses exceptions à ces règles de posologie ; en général elles consistent à utiliser des dilutions plus hautes quand les basses dilutions risquent de provoquer une aggravation ou quand l'expérience nous a montré que la haute dilution était plus active.

Dans le doute, et avant de pouvoir consulter son médecin ou de demander conseil à son pharmacien, il est conseillé de prendre une moyenne dilution 7 ou 9 CH.

■ La quantité

5 granules par prise permet d'être certain d'obtenir l'effet optimal du médicament.

Les doses globules sont utilisées surtout pour des traitements ponctuels (Oscillococcinum®, par exemple) ou pour le traitement du terrain (dose hebdomadaire).

■ La fréquence des prises

Elle est liée au caractère aigu ou chronique de la maladie ; quand la maladie est très aiguë, les prises sont très rapprochées (toutes les 10 minutes dans une laryngite aiguë), toutes les heures, dans une pathologie aiguë (fièvre), tous les jours, pour des troubles fonctionnels chroniques (dyspepsie) et toutes les semaines pour le traitement du terrain.

Comment prendre son traitement ?

• Dans tous les cas, il faut respecter la posologie indiquée par votre médecin.

• Laisser fondre les granules ou les doses globules sous la langue (voie perlinguale).

Pour les enfants, on peut diluer les granules dans très peu d'eau.

Pour la prise, respecter un quart d'heure avant ou 1 heure après les repas.

• Éviter de consommer de la menthe juste avant ou juste après la prise des granules. Si le traitement doit être pris matin et soir, il est préférable d'utiliser un dentifrice ne contenant pas de menthe ou menthol.

• Dans les pathologies aiguës, il faut espacer les prises en fonction de l'amélioration et les stopper dès la disparition des symptômes.

Attention, lors d'un traitement de terrain prescrit par votre médecin homéopathe, il ne faut pas modifier la posologie sans son avis !

Les allergies

Asthme

L'asthme est une maladie chronique qui se caractérise par une gêne, une toux ou une sensation d'étouffement ; en cas de crise, le malade ne parvient pas à vider ses poumons et donc à renouveler l'air que ces derniers contiennent.

Les causes de l'asthme sont multiples et intriquées.

L'hérédité asthmatique ou allergique conduit le médecin à effectuer des tests pour rechercher une substance dite « allergène », comme le pollen ou la poussière. L'importance de l'émotivité dans le déclenchement et l'évolution des crises doit faire analyser précisément le tempérament de chaque asthmatique et le contexte de survenue des crises. En effet, le médecin homéopathe considère toujours le malade dans sa globalité.

L'efficacité du traitement est liée à la complémentarité entre le traitement des symptômes et celui du terrain. Le traitement purement symptomatique sans l'appui du traitement de fond s'avère souvent décevant.

Ce que le médecin homéopathe voudra savoir

■ Les caractéristiques précises de votre crise d'asthme

• Qu'est-ce qui domine dans votre crise :
— la toux,
— le spasme et l'étouffement,
— les sécrétions et l'encombrement ?

• L'horaire de votre crise constitue un point fondamental de l'interrogatoire.

• Dans quelles circonstances se produit votre crise :
— un allergène connu (pollen, poussière, produits d'entretien) ?
— un excès alimentaire ou certains aliments ?
— une modification hormonale : puberté, règles, grossesse, ménopause ?
— un stress, une émotion forte, peur, chagrin, vexation, jalousie, etc. ?

• Vos réactions pendant la crise :
— êtes-vous agité ou abattu, anxieux ou irritable ?
— avez-vous besoin de bouger ou de rester immobile ?
— avez-vous trop froid ou trop chaud ?
— avez-vous besoin de présence, de distraction ou d'être seul ?

Tous ces renseignements vont permettre au médecin de définir quels sont les médicaments symptomatiques pour traiter chaque type de crise.

■ Définir votre terrain

• Quelles sont vos maladies et celles de votre famille sur le plan allergique : asthme, rhume des foins, urticaire, eczéma ?

• Avez-vous contracté d'autres maladies périodiques ou répétitives dans votre vie :
— affections ORL,
— rhumatismes,

— migraines,
— herpès ?
• À quel âge ont débuté vos allergies ?
• Dans quelles circonstances ?
• Quelle est son évolution depuis le début :
— sa fréquence de survenue,
— son rythme,
— la durée des crises ?

Situations rencontrées

Trois situations fréquentes se présentent : l'asthme est soit discontinu, soit lié à des émotions, soit continu.

▪ L'asthme est discontinu, récent et évolue par crises bien précises.

Il correspond à un terrain allergique personnel ou familial connu. Votre médecin associera un ou plusieurs médicaments de fond : Sulfur, Arsenicum album, Lycopodium, Phosphorus, Natrum mur et un médicament aigu choisi d'après les caractéristiques de la crise, en particulier des horaires.

▪ L'asthme est lié surtout à des réactions émotives.

Le traitement se basera alors sur l'analyse de la situation qui déclenche les crises et l'analyse de votre sensibilité émotive ; Lachesis (la jalousie), Ignatia (l'émotion forte) ou Pulsatilla (la timidité) seront prescrits soit à titre curatif soit de manière préventive en 9 ou 15 CH, 5 granules 2 à 4 fois par semaine. *L'asthme est continu et contraint à prendre tous les jours, ou presque, des médicaments.*

Il s'agit en particulier de la cortisone ; le traitement visera d'abord à détoxiquer l'organisme avec Nux vomica et Thuya, puis à traiter le terrain accentué par l'inflammation chronique avec Thuya, Silicea ou Medorrhinum.

Dans tous les cas, la connaissance d'un allergène responsable permet d'ajouter au traitement un médicament dit « Isopathique », préparé à partir de cet allergène, Pollen par exemple. Dans les bronchites asthmatiformes des enfants, la poussière et les acariens étant souvent mis en cause, Blatta orientalis (15 CH 5 granules par jour), le cafard (gros mangeur de poussière et d'acariens) sera un médicament de choix.

Mon expérience

L'asthme est un motif fréquent de consultation. Les résultats sont d'autant plus spectaculaires que le traitement est précoce, et que l'asthme, encore périodique, évolue par crises nettes, bien précises. N'attendez donc pas le printemps pour consulter et prenez un traitement préventif dès que possible.

Il est très possible d'utiliser pendant les crises, si les médicaments homéopathiques sont insuffisants, des médicaments classiques tout en poursuivant son traitement de fond. On constatera alors une diminution progressive de l'intensité d'abord puis de la fréquence des crises, donc de l'utilisation des médicaments de la crise. Les crises disparaissant, seul le traitement de terrain sera poursuivi pendant quelques mois.

Si l'asthme est installé de manière continue et nécessite un traitement permanent lourd, il n'est pas question de le supprimer brusquement. Soyez patient, la persévérance et la prudence seront récompensées. Le traitement homéopathique permettra petit à petit d'alléger votre traitement, de le réduire considérablement et d'en supprimer les effets secondaires néfastes (ceux de la cortisone en particulier). En quelques mois, on peut obtenir une stabilisation de l'asthme, une diminution des traitements et un bien meilleur confort de vie. Ces cas illustrent la complémentarité entre homéopathie et allopathie, et la nécessité de la prise en charge médicale de cette maladie.

Que faire en attendant de consulter votre médecin ?

• Prendre systématiquement **Poumon histamine 15 CH**, 5 granules matin et soir.

• Si les sécrétions dominent : prendre aussi **Ipeca 9 CH** et **Blatta orientalis 9 CH**, 5 granules en alternance toutes les heures.

• Si le spasme domine : prendre **Cuprum 9 CH** et **Arsenicum album 9 CH**, 5 granules en alternance toutes les heures.

• Si une toux quinteuse domine : ajouter **Drosera 9 CH** et **Ipeca 9 CH**, 5 granules en alternance toutes les heures.

Espacer les prises en fonction de l'amélioration et stopper le traitement dès la guérison.

■ Les circonstances déclenchantes sont très importantes.

Elles justifient le choix du médicament ; si une circonstance nette est diagnostiquée, prendre 1 dose unique en 15 CH dès le début de la gêne :

— poussières : **Blatta orientalis,**
— pollen : **Pollen,**
— humidité : **Dulcamara,**
— excès alimentaires : **Nux vomica,**
— avant les règles : **Lachesis,**
— émotions : **Ignatia,**
— peur : **Gelsemium,**
— jalousie : **Lachesis,**
— vexation : **Staphysagria.**

■ **L'horaire de la crise est également très important.**

S'il est net, il permet d'orienter le choix du médicament ; prendre alors préventivement, en 9 CH, 5 granules matin et soir :

— au réveil : **Lachesis,**
— à 10 heures : **Natrum muriaticum,**
— à 11 heures : **Sulfur,**
— de 16 à 20 heures : **Lycopodium,**
— au coucher : **Aralia racemosa,**
— à minuit : **Sambucus,**
— de 1 à 3 heures : **Arsenicum album,**
— à 3 heures : **Nux vomica,**
— de 3 à 5 heures : **Kalium carbonicum.**

Rhume des foins, conjonctivite

Les coryzas spasmodiques, les rhumes des foins l'été ou les conjonctivites sont de plus en plus fréquents ; les raisons de cette augmentation des allergies respiratoires sont sans doute multiples : pollutions, médicaments, alimentation, mode de vie.

La nature allergique de ces manifestations est, en tout cas, évidente (les analyses le montrent) et la périodicité, la récidive ou la permanence des troubles impliquent la participation d'un terrain particulier.

Traiter ces allergies passe, nous le verrons, par le traitement du terrain, des symptômes, et des causes quand elles sont identifiées.

L'efficacité du traitement est liée à la complémentarité de ces différentes facettes ; ici, plus encore que dans d'autres pathologies, les traitements symptomatiques sans l'appui du traitement de fond sont le plus souvent décevants.

Ce que le médecin homéopathe voudra savoir

■ Les caractéristiques précises de vos crises

• Qu'est-ce qui domine dans votre crise :
— l'abondance de l'écoulement du nez,
— les éternuements,
— l'œdème et la démangeaison des yeux,
— l'écoulement et la brûlure des yeux,
— les démangeaisons des muqueuses en général ?
• Les conditions de survenue de vos crises :
— à quelle heure,
— dans quels endroits,
— après vous être restauré,
— après un stress, une émotion ?
• Les conditions d'amélioration ou d'aggravation de votre crise :
— le froid, le chaud,
— être à l'extérieur ou à l'intérieur ?

Les réponses à ces questions sont, bien sûr, évidentes si vous êtes allergique à quelque chose de bien précis, mais elles deviennent très importantes si vos allergies ne se rapportent pas à l'évidence à une cause bien précise.

■ Rechercher les causes

• Avez-vous fait des bilans de votre allergie :
— tests allergologiques,
— prises de sang,
— épreuves respiratoires ?
• Prenez-vous des médicaments :
— résultats,
— effets secondaires ?

■ Définir votre terrain

• Vos antécédents et ceux de votre famille sur le plan allergique : asthme, rhume des foins, urticaire, eczéma ?

• Avez-vous déjà contracté d'autres maladies périodiques ou répétitives :

— affections ORL,
— rhumatismes,
— migraines,
— herpès ?

• À quel âge ont débuté vos allergies ?

• Dans quelles circonstances ?

• Quelle est son évolution depuis le début :

— sa fréquence de survenue,
— son rythme,
— la durée des crises ?

Situations rencontrées

Trois situations fréquentes se présentent : l'allergie est soit occasionnelle, soit saisonnière, soit continue ou anarchique dans sa fréquence et dans son rythme.

■ L'allergie est occasionnelle.

Elle se produit dans des conditions extrêmement précises et identifiables : par exemple en manipulant tel produit d'entretien ou tel cosmétique, ou dans des conditions émotives particulières. Le traitement s'appuiera soit sur des médicaments homéopathiques fabriqués à partir du produit en cause (isopathiques) soit sur des médicaments correspondant à la circonstance émotive déclenchante Ignatia (émotion) ou Gelsemium (peur), par exemple.

Dans tous les cas, un terrain allergique est à rechercher et à traiter.

■ L'allergie est saisonnière.

Son rapport à des allergènes saisonniers (pollen, foins, fleurs) ne fait aucun doute. Ce caractère saisonnier des symptômes affirme votre terrain allergique. Par ailleurs, le caractère périodique appartient en homéopathie à un terrain qui sera traité avec des médicaments de fond tels que : Sulfur, Psorinum, Arsenicum album, Natrum muriaticum, par exemple (prescrits par votre médecin).

Les médicaments symptomatiques seront donnés dès les premiers symptômes et seront d'autant plus actifs que le terrain sera soigné préventivement.

Quand la cause est identifiée, des isopathiques seront prescrits préventivement ou curativement : par exemple Pollen 30 CH (5 granules par jour), qui est d'une aide très précieuse dans de très nombreuses allergies printanières.

■ L'allergie est soit continue soit anarchique dans sa fréquence et dans son rythme.

On parle alors d'allergies apériodiques et les tests allergiques montrent, en général, des réactions à de multiples allergènes, ce qui rend les désensibilisations difficiles. Les acariens, la poussière sont presque toujours impliqués, confirmés par l'interrogatoire.

Ce type d'allergie semble lié à des terrains qui s'expriment à la suite d'événements ayant perturbé vos défenses et ayant modifié vos possibilités d'adaptation. On recherchera avant tout les circonstances d'apparition de votre terrain allergique (maladies ? médicaments ? stress ?), et le traitement qui vous sera prescrit s'appuiera sur des médicaments de fond tels Thuya ou Medorrhinum. Un médicament sera également très utile contre l'allergie aux acariens et à la poussière, c'est Blatta orientalis 15 CH (le cafard, gros mangeur de poussière et d'acariens) 5 granules 3 fois par semaine.

Dans les trois cas, il est parfois nécessaire d'utiliser des antiallergiques classiques tout en poursuivant le traitement de fond homéopathique. Au fur et à mesure que ce dernier améliore le terrain, l'utilisation de médicaments symptomatiques homéopathiques ou allopathiques s'espace et disparaît.

Mon expérience

L'homéopathie trouve doublement sa place dans le traitement du terrain allergique, parce qu'elle fait la différence entre les manifestations allergiques périodiques et celles apériodiques ou quasi permanentes, et que dans les deux cas elle traite le terrain avant tout. Par ailleurs les médicaments symptomatiques et isopathiques spécifiques de tel ou tel allergène apportent souvent une aide décisive dans le traitement.

On compare fréquemment l'usage des isopathiques à la désensibilisation classique des allergologues. Il est exact que le principe semble le même, mais en réalité il y a une différence de fond qui fait toute la différence entre les conceptions homéopathiques et allopathiques. Les désensibilisations classiques se font à doses progressives, c'est-à-dire que l'on essaie d'habituer l'organisme à des quantités de plus en plus fortes de l'allergène. L'utilisation en homéopathie des isopathiques se fait, quant à elle, à dilution croissante, autrement dit petit à petit l'organisme apprend à répondre à une situation de plus en plus fine.

En schématisant, on peut dire que dans un cas (allopathie) on habitue progressivement l'organisme à ne plus répondre, dans l'autre (homéopathie) on lui apprend à répondre d'une façon de mieux en mieux adaptée.

Alors que l'allopathie cherche le plus souvent à neutraliser les réactions de l'organisme, l'homéopathie, au contraire, fait avant tout confiance aux possibilités réactionnelles de l'organisme et les respecte.

L'allergie est peut-être l'exemple le plus probant pour expliquer cette différence de thérapie.

Que faire en attendant de consulter votre médecin ?

■ Rhume des foins

• Prendre systématiquement : **Poumon histamine 15 CH**, 5 granules matin et soir.

• Si les éternuements dominent : prendre aussi **Nux vomica 9 CH** et **Sabadilla 5 CH**, 5 granules en alternance toutes les heures.

• Si les écoulements dominent : ajouter **Allium cepa 9 CH** et **Pulsatilla 9 CH**, 5 granules en alternance toutes les heures.

• Si l'écoulement est peu abondant et brûlant : prendre également **Arsenicum album 9 CH** et **Kalium iodatum 9 CH**, 5 granules en alternance toutes les heures.

• Si les narines sont irritées, appliquer localement un peu de pommade d'**Homéoplasmine**® matin et soir.

Espacer les prises en fonction de l'amélioration et stopper en cas de guérison.

■ Conjonctivite

• Prendre systématiquement : **Poumon histamine 15 CH**, 5 granules matin et soir.

• Si l'œdème et la rougeur dominent : adjoindre au traitement **Euphrasia 5 CH** et **Apis 15 CH**, 5 granules en alternance toutes les heures.

• Si le larmoiement et la brûlure dominent : prendre aussi **Kalium iodatum 5 CH** et **Mercurius corrosivus 5 CH**, 5 granules en alternance toutes les heures.

Espacer les prises en fonction de l'amélioration et cesser le traitement dès la guérison.

Terrain à traiter :

Que ce soit une conjonctivite ou une rhinite, les médicaments symptomatiques seront d'autant plus efficaces que le terrain sera soigné. Il est préférable de commencer un traitement de fond de manière préventive, c'est-à-dire un ou deux mois avant l'arrivée des pollens, en février, par exemple.

Les enfants

Vous devez consulter si l'enfant présente des infections ORL à répétition, une maladie éruptive, des troubles digestifs, des problèmes dermatologiques ou des troubles du comportement tant familial que scolaire.

Affections hivernales à répétition

Durant les premières années de la vie des enfants, les rhinopharyngites se répètent avec leur cortège de complications : otites, bronchites, laryngites.

Le terme « maladie d'adaptation » désigne l'ensemble de ces épisodes infectieux, plus ou moins importants, qui accompagnent la mise en place des défenses immunitaires de l'enfance. La fréquence des épisodes, leur intensité (fièvre, douleurs, difficultés respiratoires), leur évolution simple ou compliquée (surinfection de l'oreille ou des bronches) dépendent avant tout du terrain de l'enfant.

Le recours trop systématique aux antibiotiques, loin de régler le problème, semble bien souvent, au contraire, entraver ou retarder l'établissement de défenses immunitaires efficaces.

La place de l'homéopathie est donc double :

— traiter les épisodes aigus le plus rapidement et le plus efficacement possible ;

— traiter le terrain de l'enfant pour éviter complications et récidives.

Ce que votre médecin homéopathe voudra savoir

■ Les caractéristiques de chaque épisode

• La localisation habituelle :
— nez, gorge, oreille, bronches,
— variable, multiple ?
• L'aspect des sécrétions nasales :
— claires, jaunes, verdâtres,
— liquides, filantes, épaisses,
— nez sec ou bouché ?
• Les plaintes de l'enfant :
— douleurs à la gorge, aux oreilles,
— difficultés respiratoires ?
• Les circonstances qui déclenchent chaque infection :
— le froid, l'humidité,
— des événements psychologiques,
— des excès ou des intolérances alimentaires ?
• L'état général pendant les maladies :
— la fièvre, modérée ou élevée,
— le comportement agité, prostré, plaintif,
— transpiration, soif ?

■ Découvrir le terrain de l'enfant

C'est l'étape la plus importante de la consultation, d'autant plus que, souvent, la description des épisodes aigus est assez peu caractéristique et exige de ce fait du discernement.

• Comment s'est déroulée la grossesse :
— maladies, traitements,
— stress, accidents ?

• Comment s'est déroulé l'accouchement :
— naissance à terme, prématurée,
— anesthésie, péridurale, forceps, césarienne ?

• Examen de l'enfant à la naissance et à la maternité :
— ne pas oublier d'apporter le carnet de santé,
— poids, taille ?

• Quels sont les antécédents personnels de l'enfant :
— courbe de poids,
— vaccinations, réactions aux vaccinations,
— problèmes dermatologiques (eczéma, croûtes de lait, érythèmes fessiers),
— problèmes digestifs (régurgitation, colites, diarrhées),
— le sommeil ?

• À quel âge a-t-il acquis :
— la marche,
— le langage,
— la propreté ?

• Les antécédents de la famille :
— allergies, maladies de peau,
— tuberculose, primo-infection,
— cancer ?

• Comment se compose la famille :
— frères et sœurs.
— parents unis ou séparés, parent (s) décédé (s) ?

• À quel âge ont débuté les rhino-pharyngites :

• Que s'est-il passé à cette époque :
— mise en nourrice, entrée à la crèche, à l'école,

— déménagement, séparation,
— naissance d'un autre enfant,
— vaccinations, traitements ?

• Quel est le rythme des épisodes infectieux :
— continu malgré les traitements,
— dès l'arrêt du traitement (antibiotique en particulier),
— plus d'une fois par mois ?

• Les maladies alternent-elles avec d'autres :
— digestives, dermatologiques ?

Tout cet interrogatoire méticuleux est indispensable pour comprendre l'histoire et le terrain de l'enfant ; il est complété, bien sûr, par un examen clinique général. Le médecin homéopathe notera en outre le comportement de l'enfant pendant la consultation.

Situations rencontrées

Schématiquement, trois types de situations se présentent : l'enfant est malade fréquemment, en permanence enchaînant différentes infections, ou de manière chronique.

■ L'enfant est malade fréquemment de manière périodique et variée.

Il alterne pharyngites, otites ou rhinites avec des gastro-entérites ou des poussées d'eczéma, par exemple.

Une caractéristique importante, c'est qu'entre deux maladies il existe un intervalle de bonne santé plus ou moins long. Il s'agit, en général, d'un enfant tonique et les épisodes infectieux surviennent brutalement. Des problèmes dermatologiques : eczémas, croûtes de lait ou des problèmes digestifs sont presque toujours retrouvés en alternance chez ces enfants ou dans leur famille. Sulfur, Lycopodium, Calcarea carbonica sont les principaux médicaments de fond et le médecin les prescrit en 15 CH, 1 dose 1 à 4 fois par mois pendant 3 à 6 mois.

Les médicaments symptomatiques sont donnés simplement au moment des épisodes aigus.

■ L'enfant est malade en permanence, les épisodes s'enchaînent sans répit.

Rhinites, otites et bronchites se succèdent à un rythme accéléré et désespérant ; les jours de bonne santé sont rares.

La fièvre est souvent élevée et l'inflammation importante ; il s'agit le plus souvent d'enfants maigres, frileux, fatigables et hypersensibles. Tuberculinum, Sulfur iodatum, Natrum muriaticum ou Arsenicum album sont, en général, prescrits comme médicaments de fond. Les médicaments symptomatiques de l'oreille ou du nez seront donnés quotidiennement au début de la maladie.

■ L'enfant est malade d'une manière continue.

Progressivement s'est installée une atteinte chronique de la muqueuse des voies aériennes : rhinite, sinusite, otite séreuse, marquée par un écoulement chronique muqueux, épais, collant, source de surinfections microbiennes fréquentes. Les traitements antibiotiques, s'ils soignent rapidement les surinfections, semblent, au contraire, relancer ou intensifier l'irritation ou la maladie de la muqueuse.

L'enfant se montre très sensible à l'humidité.

Il est très important de revenir sur le début de la maladie : vaccinations (surtout le BCG), stress, déménagement ou tout simplement infections et traitements antibiotiques ou cortisoniques répétés.

Thuya, Medorrhinum ou Silicea seront la base du traitement de fond (en 15 CH doses hebdomadaires) pendant 2 ou 3 mois, complétés par le traitement des circonstances déclenchantes : Vab (suite de BCG), Pulsatilla (suite de séparation d'avec la mère) ou

Gelsemium (suite de peur) ; les médicaments symptomatiques des muqueuses, par exemple Kalium muriaticum (otite séreuse), Kalium bichromicum (sinusite) ou Dulcamara (rhinite) seront donnés (en 9 CH) quotidiennement jusqu'à la disparition des symptômes.

Mon expérience

Le traitement homéopathique des infections ORL chroniques de l'enfant apporte d'excellents résultats. Il s'avère rarement instantanément et définitivement efficace.

Il faut, de ce fait, savoir observer un certain nombre de règles.

• Créer une relation de confiance et d'écoute entre le médecin et les parents car le traitement peut être long et la tentation est fréquente d'abandonner.

• Revoir si possible l'enfant lors d'un épisode aigu pour lui prescrire un traitement symptomatique adapté ; celui-ci sera, en général, le même lors des épisodes ultérieurs. La guérison d'un premier épisode aigu est le signe que le traitement de fond est efficace et que le « bout du tunnel » est pour bientôt.

• Parfois la réponse au traitement est insuffisante, les défenses de l'enfant paraissent absentes ou débordées. Il faut alors savoir revenir pour un temps à un traitement classique et en tenir compte à la prochaine alerte.

• Le traitement homéopathique peut être très efficacement complété par des oligo-éléments Cuivre, Manganèse, Fer, Zinc pris de manière régulière.

• Donner un traitement homéopathique ne dispense pas des petits gestes simples et utiles : désinfections nasales, suppositoires à base d'huile essentielle. Une alimentation saine, régulière, un sommeil suffisant sont indispensables à l'équilibre de l'enfant, sans oublier que les médicaments ne remplacent pas l'attention et l'affection des parents.

Que faire en attendant de consulter votre médecin ?

Les conseils et les posologies concernant les maladies ORL décrites dans ce chapitre sont les mêmes chez l'adulte que chez l'enfant.

Rhume

■ Le rhume débute par de la fièvre.

• Donner dès les premiers symptômes : **Oscillococcinum®**, 1 dose à renouveler 3 fois par jour pendant 2 jours.

• Pendant 24 heures en attendant de consulter, donner en outre :

— **Aconit 9 CH**, 5 granules toutes les heures si la fièvre s'est installée brusquement avec une soif vive, agitation et une congestion du visage sans sueur ;

— ou **Belladonna 9 CH**, 5 granules toutes les heures si la fièvre est oscillante et s'accompagne de congestion de la face avec sueurs ;

— ou **Gelsemium 15 CH**, 5 granules toutes les heures si la fièvre s'accompagne de congestion, de transpiration, de maux de tête et d'un état d'assoupissement voire d'abrutissement ;

— ou une spécialité comme : L52®, 15 gouttes toutes les heures ;

— ou **Paragrippe®**, 1 comprimé toutes les heures.

À noter :

S'il est vrai que la fièvre témoigne d'une réaction salutaire de défense de l'organisme et qu'à ce titre on doit la respecter, il faut savoir qu'une fièvre trop élevée fatigue l'organisme ; il convient donc de la traiter.

Terrain à traiter :

Les fièvres élevées et brutales à chaque rhume témoignent de terrains particuliers nécessitant un traitement de fond homéopathique. La fièvre n'est pas synonyme d'infection microbienne et ne justifie pas l'usage trop systématique d'antibiotiques ; il n'en reste pas moins vrai qu'une fièvre qui dure au-delà de 48 heures doit être explorée par le médecin, à la recherche d'une surinfection microbienne.

Consulter votre médecin :

Par ailleurs, des fièvres récidivantes, sans symptôme ORL, doivent être signalées à votre médecin, qui recherchera une infection urinaire, ou un foyer infectieux des sinus ou des dents.

▪ Le rhume débute par des frissons et des éternuements.

Ces symptômes s'accompagnent d'une impression de nez bouché.

• Donner dès les premiers symptômes : **Oscillococcinum**®, 1 dose à renouveler 3 fois par jour pendant deux jours.

• Pendant 48 heures, en attendant de consulter, donner également : **Nux vomica 9 CH** et **Sticta pulmonaria 5 CH**, 5 granules en alternance toutes les heures.

▪ Le rhume est installé et dominé par l'écoulement.

En fonction des symptômes, les indications sont différentes mais, quelles qu'elles soient, les granules seront à prendre pendant 48 heures avant de consulter.

• L'écoulement est clair et abondant avec éternuements et impression de congestion de la face, c'est le rhume de cerveau : sont indiqués **Allium cepa 5 CH** et **Nux vomica 9 CH**, 5 granules en alternance toutes les heures.

• L'écoulement est clair, peu abondant et brûlant : donner **Arsenicum album 9 CH** et **Kalium iodatum 5 CH**, 5 granules en alternance toutes les heures.

• L'écoulement est clair, muqueux et collant : donner **Dulcamara 9 CH** et **Kalium muriaticum 9 CH**, 5 granules en alternance toutes les heures.

• L'écoulement est jaune, épais, non irritant avec perte du goût et de l'odorat : prendre **Pulsatilla 9 CH** et **Kalium sulfuricum 9 CH**, 5 granules en alternance toutes les heures.

Espacer les prises en fonction de l'amélioration et stopper dès la guérison.

Dans tous les cas le traitement homéopathique doit être associé à :

— des désinfections nasales avec du sérum physiologique, ou

— du cuivre en oligo-éléments sous forme d'ampoules (3 par jour pour les adultes) ou de granules (Oligogranul®), plus faciles à prendre par les enfants (5 granules 2 fois par jour, pendant 3 jours).

▪ Le rhume est d'emblée dominé par la toux.

Pendant 48 heures, et en attendant de consulter, donner en fonction des symptômes l'un des médicaments indiqués ci-dessous.

• Si la toux est incessante le jour et sèche : **Sticta pulmonaria 5 CH** et **Bryonia 9 CH**, 5 granules en alternance toutes les heures.

• Si la toux est par accès, en quinte la nuit avec rejet de mucosités ou vomissements : **Coralium rubrum 5 CH** et **Cocus cacti 5 CH**, 5 granules en alternance toutes les heures.

• Si la toux est en quinte le matin au réveil et fait expectorer des paquets de glaires : **Kalium bichromicum 9 CH**, 5 granules 4 fois par jour.

• Si la toux est déclenchée la journée par l'inspiration d'air froid : **Rumex 5 CH**, 5 granules 4 fois par jour.

Espacer les prises en fonction de l'amélioration et stopper dès la disparition des symptômes.

▪ Le rhume tourne à la sinusite.

• Il faut, en premier lieu, systématiquement donner le traitement d'attaque antisuppuration :

— **Hepar sulfur 15 CH**, 1 dose 3 fois en 24 heures

— et **Pyrogenium 9 CH**, 5 granules matin et soir.

De plus, il faut adjoindre au traitement précédent — et pendant 48 heures en attendant de consulter — l'une des indications suivantes en fonction des symptômes.

• Si l'on constate un écoulement épais, jaunâtre, formant des bouchons et des douleurs frontales : **Kalium bichromicum 9 CH** et **Hydrastis 9 CH**, 5 granules en alternance toutes les heures.

• Si un écoulement plus clair se manifeste avec des douleurs des sinus maxillaires :

— **Mezereum 9 CH** et **Mercurius solubilis 9 CH**, 5 granules en alternance toutes les heures ;

— ou **Sinuspax**®, 1 comprimé 4 fois par jour.

Dans les deux cas, le traitement peut être complété par la prise d'huiles essentielles sous forme de gouttes buvables ou en inhalations comme dans la préparation suivante :

— Thym 1 g,

— Pin 1 g,

— Eucalyptus 1 g,

— Élixir de papaine 125 cc.

Donner 50 gouttes 3 fois par jour (pour l'adolescent) dans un verre d'eau pendant au moins 8 jours.

▪ Le rhume tourne à la bronchite.

Donner systématiquement pendant 48 heures en attendant de consulter :

• Chez l'adulte qui présente une toux grasse avec expectoration difficile : **Ipeca 9 CH** et **Antimonium tartaricum 9 CH**, 5 granules en alternance toutes les heures.

• Chez l'enfant qui présente une toux incessante presque asthmatique : **Ipeca 9 CH** et **Blatta orientalis 9 CH**, 5 granules en alternance toutes les heures.

Dans les deux cas, il faut consulter votre médecin dans les 48 heures ou plus rapidement s'il y a des signes de difficultés respiratoires.

Là aussi les huiles essentielles seront très utiles pour fluidifier et désinfecter les sécrétions bronchiques :

— Thym 1 g,
— Pin 1 g,
— Eucalyptus 1 g,
— Élixir de papaine 125 cc.

Donner 50 gouttes 3 fois par jour (pour l'adolescent) pendant au moins 8 jours.

Chez l'enfant, les suppositoires sont plus facilement acceptés comme Camphopneumine® à raison de 1 suppositoire matin et soir pendant 8 jours.

▪ Le rhume persiste avec un écoulement qui traîne.

Donner au minimum 8 jours :

— **Sulfur iodatum 9 CH**, 5 granules chaque matin,
— et **Silicea 15 CH**, 1 dose 3 soirs de suite.

• Donner également au minimum durant 8 jours : **Allium cepa** composé, 5 granules 4 fois par jour.

■ **Le rhume dure avec une toux qui traîne.**

• S'il persiste des quintes avec vomissements comme lors de la coqueluche : donner **Drosera 15 CH**, 1 dose 3 soirs de suite et **Pertussinum 15 CH**, 1 dose unique.

• S'il persiste une quinte uniquement au moment du coucher : donner **Hyosciamus 15 CH**, 1 dose 3 soirs de suite.

• S'il persiste une toux sèche la nuit : donner **Causticum 9 CH**, 5 granules 3 fois par jour pendant 3 jours.

Consultez votre médecin :

Une toux sèche qui traîne, même si elle a démarré dans un contexte infectieux, doit être examinée et explorée par votre médecin à la recherche d'une autre cause possible :

— reflux gastro-œsophagien,
— corps étrangers dans les bronches,
— affection de la plèvre,
— problèmes cardiaques.

Mal de gorge

• Donner systématiquement pendant 48 heures en attendant de consulter :

— **Mercurius solubilis 9 CH**, 5 granules toutes les heures

— et Cuivre et Bismuth oligo-éléments, 1 ampoule de chaque 3 fois par jour.

• Si la gorge est rouge avec de la fièvre : donner également **Belladonna 9 CH**, 5 granules 4 fois par jour.

• Si la gorge est rouge sombre avec une douleur qui irradie vers les oreilles : donner aussi **Phytolacca 5 CH**, 5 granules 4 fois par jour.

• Si les amygdales sont couvertes de points blancs : adjoindre au traitement systématique **Kalium bichromicum 9 CH**, 5 granules 4 fois par jour.

Consultez votre médecin :

Même si la très grande majorité des angines ou des pharyngites est d'origine virale, la présence de streptocoques dangereux pour l'enfant est toujours possible. C'est votre médecin qui, en fonction de l'examen de la gorge et éventuellement d'un prélèvement, décidera si un traitement antibiotique s'impose ou non.

Terrain à traiter :

Les angines ou pharyngites récidivantes sont très bien soignées par les traitements homéopathiques du terrain et il est exceptionnel d'être obligé d'enlever les amygdales.

Laryngite

• Donner pendant 48 heures en attendant de consulter et dès les premiers symptômes : **Hepar sulfur 15 CH**, 1 dose à renouveler 6 heures plus tard.

• Si la douleur domine : donner aussi **Arum triphillum 5 CH** et **Belladonna 5 CH**, 5 granules en alternance toutes les heures.

• Si la toux domine avec une impression d'oppression respiratoire : donner **Spongia 5 CH** et **Sambucus 5 CH**, 5 granules en alternance toutes les heures ou tous les quarts d'heure si c'est urgent.

Chez l'enfant, ces médicaments sont la base des traitements aigus et chroniques des laryngites aiguës.

Consultez votre médecin :

Dans tous les cas de laryngite striduleuse de l'enfant, il faut *appeler le médecin en urgence* et, en attendant sa venue :

— saturer la chambre du malade en chaleur humide ;

— mettre un linge chaud et humide autour du cou de l'enfant ;

— donner Spongia 5 CH et Sambucus 5 CH, 5 granules en alternance tous les quarts d'heure.

Aphonie, extinction de voix

Donner pendant 48 heures, en attendant de consulter, l'une des prescriptions ci-dessous en fonction des symptômes.

• À la suite d'efforts vocaux, chants, cris : **Arnica 15 CH**, 1 dose matin et soir pendant 2 jours et **Rhus toxicodendron 9 CH**, 5 granules 4 fois par jour.

• Chez les chanteurs et orateurs : **Argentum metallicum 9 CH**, 5 granules 4 fois par jour en alternance avec **Homeovox**®, 2 dragées à sucer toutes les 2 heures.

• À la suite de peur ou d'émotions fortes : **Gelsemium 15 CH**, 1 dose matin et soir pendant 2 jours et **Homeovox**®, 2 dragées à sucer toutes les heures.

• À la suite d'un froid sec : **Aconit 9 CH** et **Arum triphyllum 5 CH**, 5 granules en alternance toutes les heures.

• Au moment des règles : **Graphites 9 CH** et **Ammonium carbonicum 9 CH**, 5 granules de chaque, 2 fois par jour les 3 derniers jours du cycle.

Mal à l'oreille

▪ Otite congestive classique

• Donner **Oscillococcinum**® 1 dose dès les premiers symptômes à renouveler 6 ou 8 heures plus tard, et **Paratyphoïdinum B 15 CH**, 1 dose une demi-heure après.

Pendant 48 heures et en attendant de consulter, préparer une potion à base de :

— **Belladonna 9 CH,**
— **Capsicum 5 CH,**
— **Ferrum phosphoricum 9 CH.**

Faire fondre 10 granules de chaque dans un demi-verre d'eau ou 80 cc d'eau dans un biberon et faire boire à l'enfant une gorgée de cette préparation toutes les heures.

Au coucher, prendre également :

— **Arsenicum album 9 CH**, 5 granules si la douleur est plus forte la nuit et améliorée par une compresse ou des gouttes chaudes instillées dans l'oreille (la plupart des cas).

— **Chamomilla 15 CH**, 5 granules matin et soir si l'enfant est coléreux et veut être pris dans les bras.

Le traitement doit être poursuivi 2 jours ; les résultats sont en général excellents.

Consultez votre médecin :

Si la fièvre ou la douleur persistent après 48 heures de traitement, il faut faire examiner l'oreille par un médecin.

■ Otite séreuse

On désigne sous ce nom la sécrétion séreuse chronique derrière le tympan et dans les trompes d'Eustache.

Les surinfections fréquentes aggravent, bien sûr, le problème ainsi que la multiplication des traitements antibiotiques qui, à leur tour, aggravent le terrain à l'origine des récidives.

Terrain à traiter :

Le traitement de fond homéopathique est donc indispensable. En attendant que celui-ci démarre, pour traiter les sécrétions séromuqueuses : prendre Mercurius dulcis 9 CH, 5 granules matin et soir et Kalium muriaticum 9 CH, 5 granules 2 fois par jour. Un bilan ORL devra être fait tous les 6 mois, au début, pour vérifier l'état des tympans. S'il y a le moindre risque de souffrance ou de déformation des tympans, des drains seront posés et le traitement de fond homéopathique poursuivi pendant au minimum 1 an.

Consultez votre médecin :

Toutes les otites suppurées doivent être montrées rapidement à votre médecin.

Grippe

• Donner dès les premiers symptômes : **Oscillococcinum**®, 1 dose à renouveler 3 fois par jour pendant 2 jours.

• Pendant 48 heures et, en attendant de consulter, donner également l'une des prescriptions suivantes :

— **Paragrippe**®, 2 comprimés toutes les heures ;

— ou **L52**®, 15 gouttes toutes les heures.

• Si les symptômes sont nets, on peut remplacer Paragrippe® et L52® par l'une des prescriptions suivantes à raison de 5 granules toutes les heures.

— **Aconit 9 CH** en cas de fièvre élevée, brutale avec rougeur sèche de la peau, soif et agitation ;

— **Eupatorium perfoliatum 9 CH** s'il existe des douleurs musculaires très intenses, mal à la tête et aux yeux ;

— **Gelsemium 15 CH** s'il existe un état d'assoupissement, presque d'abrutissement avec céphalée congestive, transpiration intense et absence de soif ;

— **Rhus toxicodendron 9 CH** s'il existe des courbatures douloureuses obligeant à changer continuellement de position et des frissons.

Quand il y a une véritable épidémie de grippe on constate très vite que tous les sujets atteints présentent les mêmes symptômes et le choix des médicaments s'en trouve ainsi facilité.

■ La convalescence des maladies grippales

Près d'une personne sur trois ayant un syndrome grippal présente encore 10 jours plus tard une inflammation des muqueuses ORL ou pulmonaires et de la fatigue. Le traitement homéopathique est particulièrement adapté à cette situation.

• Systématiquement, donner **Influenzinum 15 CH**, 1 dose à renouveler 3 jours après.

• Donner également pendant 8 jours :

— **Sulfur iodatum 9 CH**, 5 granules matin et soir

— ainsi que **China 9 CH**, 5 granules matin et soir, en cas de fatigue

— et **Sativol®**, 1 mesure matin et soir.

• Si une perte de l'appétit se manifeste, donner en outre : **Céréales germes 6 X**, 15 gouttes avant les repas.

• Et si une toux de trachéite persiste : adjoindre **Drosera 15 CH**, 1 dose 3 jours de suite.

Maladies éruptives

Que faire en attendant de consulter votre médecin ?

Consultez votre médecin :

Toutes les maladies éruptives doivent être montrées à votre médecin.

■ Mononucléose infectieuse

Une angine très douloureuse, des ganglions et de la fatigue signent cette maladie qui sera confirmée par les examens de sang. Elle se caractérise par une fatigue longue et tenace. Une consultation s'impose pour confirmer le diagnostic et instaurer le traitement.

• Au début, au stade de l'angine, donner :

— **Ailanthus glandulosa 9 CH,**

— et **Dulcamara 9 CH**, 5 granules en alternance toutes les heures.

• Au stade de la convalescence avec fatigue, donner :

— **China 9 CH**, 5 granules 2 fois par jour, pendant 15 jours,

— et **Silicea 15 CH**, 1 dose chaque jour pendant 10 jours.

■ Oreillons

Le diagnostic ne pose en général pas de problème devant le gonflement caractéristique des glandes salivaires et la « tête en poire ». Le médecin devra être consulté pour confirmer le diagnostic et traiter d'éventuelles complications. Rappelons au passage que la fameuse orchite[1] n'intervient qu'après la puberté.

• En attendant de voir le médecin, donner :

— **Hepar sulfur 15 CH**, 1 dose dès les premiers symptômes à renouveler 12 heures plus tard ;

— et **Mercurius solubilis 9 CH**, 5 granules 3 fois par jour pendant 8 jours.

■ Roséole

Le traitement de cette affection est le même que celui indiqué pour la rubéole (voir ci-dessous). Parfois la roséole, qui touche les enfants de moins d'un an, est diagnostiquée par une fièvre très élevée qui dure 2 ou 3 jours. Une consultation est toujours nécessaire pour éliminer d'autres causes.

■ Rougeole

Moins fréquente du fait de la vaccination, elle peut néanmoins survenir et doit toujours être montrée au médecin, d'une part, pour confirmer le diagnostic et, d'autre part, pour prévenir et traiter d'éventuelles complications.

• En attendant, prendre : **Euphrasia 5 CH** et **Belladonna 9 CH**, 5 granules en alternance toutes les heures.

---

1. Nom générique donné à toutes les inflammations, aiguës ou chroniques, du testicule. *(N.d.É.)*

• À la fin de la maladie, que celle-ci ait été soignée par allopathie ou homéopathie, et pour prévenir la modification du terrain qu'elle provoque, il faut toujours donner : **Pulsatilla 9 CH** et **Sulfur iodatum 9 CH**, 5 granules de chaque, 2 fois par jour pendant 15 jours.

■ Rubéole

Pas toujours facile à diagnostiquer, c'est souvent la présence de ganglions dans le cou qui confirme le diagnostic de cette affection.

• Donner **Dulcamara 9 CH** et **Belladonna 9 CH**, 5 granules en alternance toutes les heures.

• Comme pour la rougeole, il faudra conclure le traitement par : **Pulsatilla 9 CH** et **Sulfur iodatum 9 CH**, 5 granules de chaque, 2 fois par jour pendant 15 jours.

■ Scarlatine

Cette maladie se présente au début comme une angine avec vomissements puis par une éruption rouge (parfois discrète). Elle est due à une streptocoque hémolytique qui nécessite un traitement antibiotique et donc une consultation médicale.

■ Varicelle

C'est la seule maladie infantile éruptive pour laquelle il n'y a pas encore de vaccin ; son diagnostic ne pose aucun problème et son traitement est toujours le même.

• Au début : **Rhus toxicodendron 15 CH** et **Histaminum 9 CH**, 5 granules en alternance toutes les 2 heures.

• Puis au stade des croûtes : **Mezereum 5 CH** et **Antimonium tartaricum 9 CH**, 5 granules de chaque, 2 fois par jour.

Que faire en attendant de consulter votre médecin ?

■ Croûtes de lait

Donner **Calcarea carbonica 15 CH**, 1 dose unique à renouveler 3 jours après ;

— et **Graphites 5 CH**, 5 granules 3 fois par jour.

■ Eczéma

• Donner pendant 8 jours en attendant de consulter :

— pour un eczéma sec avec desquamations : **Arsenicum iodatum 5 CH**, 5 granules 2 fois par jour ;

— pour un eczéma avec plaques rouges et petites vésicules : **Rhus toxicodendron 5 CH**, 5 granules 2 fois par jour ;

— pour un eczéma fissuré et suintant : **Graphites 5 CH**, 5 granules 2 fois par jour.

■ Érythème fessier

• Donner :

— **Medorrhinum 15 CH**, 1 dose unique,

— **Belladonna 9 CH**, 5 granules 3 fois,

— et Pommade au calendula.

Terrain à traiter :

Le terrain devra être traité par votre médecin (voir consultation en dermatologie).

■ Impétigo

Prendre pendant 48 heures en attendant de consulter :

— **Antimonium crudum 9 CH** et **Mezereum 5 CH**, 5 granules en alternance 3 fois par jour,

— et **Pyrogenium 9 CH**, 5 granules matin et soir.

> **Consultez votre médecin :**
>
> **Il faut consulter votre médecin s'il n'y a pas d'amélioration après 48 heures.**

Troubles digestifs des enfants

Que faire en attendant de consulter votre médecin ?

■ Colite

Donner pendant 24 heures, en attendant de consulter, l'une des prescriptions suivantes en fonction des symptômes.

• Si des douleurs obligent l'enfant à se plier en deux ou à se coucher en chien de fusil : **Magnesia phosphorica 5 CH** et **Colocynthis 5 CH**, 5 granules en alternance toutes les demi-heures en cas de crise.

• Si l'enfant (surtout le bébé) se rejette en arrière : donner **Dioscorea 5 CH**, 5 granules 3 fois par jour.

■ Constipation

Pendant 48 heures et en attendant de consulter, donner l'une des prescriptions suivantes en fonction des symptômes et de l'âge de l'enfant.

• Pour les bébés :

— **Nux vomica 5 CH**, 5 granules 2 fois par jour,

— ou **Lycopodium 5 CH**, 5 granules 2 fois par jour si le bébé est ballonné et présente un appétit capricieux.

• Pour les enfants plus grands :

— si les selles sont sèches, dures et très grosses : donner **Bryonia 15 CH**, 5 granules le soir ;

— si les selles sont sèches et s'émiettent comme de la terre : donner **Ammonium muriaticum 9 CH**, 5 granules le soir.

■ Diarrhées du nouveau-né

• Selles vertes mousseuses : donner **Magnesia carbonica 9 CH**, 5 granules 3 fois par jour.

• Selles acides brûlantes provoquant une brûlure des fesses : donner **Rheum 9 CH**, 5 granules 3 fois par jour.

• Au cours de la dentition et des poussées dentaires : donner **Chamomilla 9 CH** et **Podophyllum 9 CH**, 5 granules en alternance 3 fois par jour.

Consultez votre médecin :

Dans tous les cas, il faut remplacer le lait par des substituts antidiarrhéiques ; donner à boire suffisamment et surveiller le poids de l'enfant. Si la diarrhée n'est pas stoppée dans les 24 heures, il faut consulter votre médecin.

■ Hoquet

Donner **Nux vomica 5 CH** et **Cuprum 9 CH**, 5 granules de chaque par jour.

Vous devez consulter votre médecin après 2 jours de traitement si le hoquet persiste.

■ Parasites (oxyures)

Donner **Cina 15 CH**, 1 dose 3 soirs de suite en complément d'un vermifuge.

■ Poussées dentaires

Si la poussée s'accompagne d'une douleur importante entraînant colère et cris, et si l'enfant ne se calme que porté, bercé ou promené, donner pendant 48 heures en attendant de consulter : **Chamomilla 15 CH**, 5 granules matin et soir.

• Dans les cas d'inflammations et de douleurs modérées : donner **Belladonna 9 CH** et **Coffea 9 CH**, 5 granules de chaque médicament 3 fois par jour.

■ Régurgitation du nouveau-né

Donner **Origanum TM**, 1 goutte dans une cuillerée d'eau, un quart d'heure avant les tétées ou les biberons et **Nux vomica 5 CH**, 5 granules avant les repas.

Vous devez consulter votre médecin après 2 jours de traitement si les régurgitations persistent.

■ Vomissements du nouveau-né

En attendant de consulter, donner pendant 24 heures l'une des indications suivantes en fonction des symptômes.

• L'enfant vomit du lait caillé : **Aethusa 5 CH**, 5 granules avant 1 ou 2 tétées.

• L'enfant vomit du lait non caillé : **Sepia 9 CH**, 5 granules chaque jour.

• L'enfant vomit avec nervosité : **Chamomilla 15 CH**, 5 granules par jour.

Troubles du comportement familial et scolaire de l'enfant

Les consultations pour des problèmes de comportement des enfants sont presque aussi nombreuses que celles liées aux problèmes d'infections répétitives du nez, de la gorge, des oreilles ou des bronches.

Ces consultations sont motivées au premier degré par un constat ou une plainte des parents ou des enseignants : l'enfant est « agité », « coléreux », « pénible à la maison », « ne fait rien en classe » ; il est trop : « nerveux », « désordonné », « lent », « paresseux », ou il n'est pas assez : « calme », « réfléchi », « autonome », « curieux », « affirmé », etc. En réalité : le caractère normatif ou quantitatif de ces jugements relativise la demande de traitement et derrière cette première approche se cachent d'autres interrogations auxquelles la consultation devra répondre.

■ Que se passe-t-il ?

La consultation doit dédramatiser la situation, la « mettre à plat », évaluer clairement ce qui se passe en écoutant cette fois-ci l'enfant, en replaçant les faits et les ressentis dans le contexte familial et scolaire tout en tenant compte de l'attente de l'entourage et de son degré de tolérance.

■ Qui est-il ?

L'analyse des antécédents de l'enfant, de ses modalités réactionnelles, de sa sensibilité générale, permet de mieux le connaître, de mieux le comprendre, et d'analyser son comportement et souvent son message.

■ Que faut-il faire ?

Un traitement, bien sûr, qui s'appuie beaucoup plus sur la compréhension du terrain et du tempérament de l'enfant que sur des médicaments calmants ou excitants. Il faut amener les parents à mieux connaître leur enfant par rapport à ce qu'il est, à son environnement, plutôt qu'à une norme ou à leurs propres attentes.

Ce que votre médecin homéopathe voudra savoir sur l'enfant

■ Que se passe-t-il ?

• Ce que vous avez observé :
— agitations,
— difficultés scolaires,
— émotivité, timidité,
— conflits avec certaines personnes ?
• Ce que l'enfant ressent :
— impatience,
— besoin de bouger,
— difficultés à comprendre à l'école,
— sentiments de peur, injustice, incompréhension, jalousie, colère ?
• Quel est son environnement :
— comment se compose la famille,
— quel est le mode de vie, de garde des enfants,

— quel est le contexte scolaire ?

• Quels événements importants se sont produits dans son environnement depuis sa naissance :

— deuils, accidents,

— divorce, séparation,

— naissance d'un autre enfant,

— déménagement, changement d'école,

— maladies, traitements ?

■ Qui est-il ?

• Le terrain de votre enfant :

— la grossesse, l'accouchement,

— l'âge des acquisitions : marche, propreté, langage,

— ses antécédents personnels, maladies, opérations,

— les réactions générales de votre enfant,

— son comportement alimentaire,

— son sommeil,

— sa morphologie,

— ses loisirs, ses habitudes ?

• Son comportement pendant la consultation :

— agité, ne tenant pas en place,

— attentif, concentré,

— confiant ou craintif,

— ne quittant pas ses parents, autonome ou opposant ?

• L'évolution de ses troubles :

— sont-ils continus ou périodiques,

— à quel moment ont-ils commencé,

— dans quelles circonstances ?

Bien sûr, l'examen clinique général complétera l'interrogatoire et, au moindre doute, un bilan en particulier hormonal ou de la vue et de l'audition sera demandé.

Situations rencontrées

▪ Les agitations et instabilités physiques

L'enfant ne tient pas en place, à l'école ou à la maison et lors de la consultation. L'important est de faire la différence entre un besoin naturel de bouger, un besoin de se dépenser qui évoque Sulfur et son besoin d'activités physiques, Nux vomica sans cesse en action, ou bien une agitation qui cache une anxiété évoquant alors Argentum nitricum ou Arsenicum album.

▪ Les enfants timides et émotifs

Certains enfants semblent inhibés, bloqués, paralysés par le trac ou la timidité ; ils craignent l'inconnu, appréhendent les difficultés et sont très bien améliorés par Gelsemium ; d'autres se sentent fragiles (Silicea) ; enfin, chez les plus jeunes, l'angoisse de la séparation d'avec la mère sera très vite améliorée par Pulsatilla.

▪ Les comportements pathologiques

Colère, violence verbale ou physique, jalousie, refus de communiquer ou blocage scolaire sont ressentis par les parents comme des conduites d'opposition, un refus d'apprendre ou de participer à la dynamique familiale ou scolaire.

Au-delà de ce vécu de l'entourage, il faut décoder le comportement de l'enfant par rapport à sa sensibilité et ses réactions générales.

Le besoin d'indépendance de Lycopodium ou d'Aurum, l'émotivité et la fragilité de Phosphorus ou de Silicea, l'impulsivité de Nux vomica ou de Lachesis, la difficulté d'adaptation de Mercurius solubilis, le refus ou la peur de quitter sa mère de Pulsatilla ou Calcarea carbonica sont des tableaux cliniques qui n'ont ni la même signification, ni le même pronostic, et qui conduisent à des attitudes thérapeutiques très différentes.

D'une manière générale, les médicaments homéopathiques indiqués ici sont à prendre en hautes dilutions 15 ou 30 CH, mais attention ! il est difficile d'être juge et partie et pour comprendre et traiter le comportement de ses enfants, il vaut mieux faire confiance à son médecin homéopathe.

Mon expérience

Quand on voit (étude de la CNAM) que 400 000 prescriptions de tranquillisants ont été faites en 1990 pour des enfants de moins de 7 ans, il est bon de rappeler que les médicaments homéopathiques ne sont jamais toxiques et qu'il n'existe jamais de phénomène d'accoutumance.

Le traitement homéopathique sera d'autant plus efficace qu'il intégrera les troubles du comportement dans une vision globale de l'enfant ; dans le choix des médicaments efficaces, les signes physiques et généraux prendront autant de place que les signes comportementaux ou psychologiques.

Une bonne attitude consiste à s'appuyer également sur les circonstances, quand elles existent, qui ont précédé la modification du comportement : la peur (Gelsemium), la vexation, le sentiment d'injustice (Staphysagria), l'angoisse de la séparation ou le sentiment d'abandon (Pulsatilla), la jalousie (Lachesis). En attendant de consulter, ces médicaments doivent être pris en hautes dilutions 15 CH ou 30 CH, 1 dose unique à renouveler la semaine suivante.

Une vieille habitude des médecins homéopathes consiste à nommer chaque enfant par le médicament qui lui est prescrit ; plusieurs années plus tard, l'étiquette reste collée à l'enfant : Pulsatilla ou Arsenicum album, etc., comme un second prénom. Cette habitude, qui rassure les parents (et le médecin) ne doit pas faire oublier que la typologie n'est pas une fatalité définitive ; l'homéopathie est une thérapeutique qui respecte l'individu, elle n'a pas pour but de mettre les patients, et en particulier les enfants, dans des boîtes trop hermétiques.

La compréhension de la sensibilité de l'enfant permet de prescrire le traitement le plus adapté à un moment donné. Elle aide aussi à mieux comprendre son message, ses rapports avec son entourage et de pouvoir l'expliquer à la famille et améliorer ainsi un climat familial parfois perturbé.

Que faire en attendant de consulter votre médecin ?

> **Consultez votre médecin :**
>
> **Toute modification du caractère ou de l'humeur doit conduire à une consultation chez votre médecin homéopathe.**
> **Avant cette visite, vous pourrez donner un traitement d'attente, selon les symptômes observés.**

■ Anxiété de l'enfant

• Trac, appréhension, difficulté à s'endormir : **Gelsemium 15 CH**, 5 granules au coucher.

• Timidité, sentiment de faiblesse : **Silicea 15 CH**, 5 granules le soir.

• Angoisse, peur de la mort : **Arsenicum album 15 CH**, 5 granules le soir.

■ Dépression de l'enfant

La dépression existe chez l'enfant.

Il faut y penser devant des symptômes qui s'avèrent différents de ceux de l'adulte dépressif :

— perte d'intérêt pour les distractions habituelles,

— difficulté de sommeil,

— une difficulté scolaire récente,

— une plainte constante de fatigue régulière.

Consultez votre médecin :

Une consultation médicale s'impose.

■ Énurésie (pipi au lit la nuit)

Avant de consulter, essayer pendant 15 jours les deux médicaments suivants :

— **Staphysagria 15 CH**, 5 granules le matin (médicament de l'excitation urogénitale) ;

— **Stramonium 15 CH**, 5 granules le soir (médicament de la peur de la nuit).

Toute énurésie au-delà de 5 ans doit amener à une consultation médicale et à un bilan urinaire à la recherche d'une infection ou d'une malformation.

■ Troubles du caractère de l'enfant

Donner une dose unique en 15 CH de l'une des indications ci-dessous en fonction des manifestations constatées.

• Colère :

— **Chamomilla** si l'enfant est capricieux ;

— ou **Nux vomica** si l'enfant hyperactif ne supporte pas la contrariété.

• Jalousie :

— **Hyosciamus** si la jalousie rend l'enfant violent ;

— ou **Lachesis** si la jalousie rend l'enfant très « collant » avec sa mère, très bavard ou agité.

• Agressivité, autoritarisme :

— **Lycopodium** pour l'enfant à la fois inquiet et qui défoule parfois son agressivité sur les autres ;

— ou **Aurum** pour l'enfant autoritaire ayant besoin de commander.

• Vexation : **Staphysagria** pour l'enfant qui se sent déçu, vexé ou injustement puni.

• Timidité : **Silicea** pour l'enfant inquiet qui se sent faible.

• Peur de l'abandon : **Pulsatilla** pour l'enfant qui se sent abandonné à la suite d'un événement familial.

■ Troubles du sommeil

• Chez les nourrissons :

— le bébé se réveille la nuit et a faim ; donner **Lycopodium 15 CH**, 5 granules le soir ;

— le bébé se réveille et souffre de coliques ; donner **Nux vomica 15 CH**, 5 granules le soir.

• Chez les enfants de 6 mois à 2 ans :

— poussées dentaires : donner **Chamomilla 15 CH**, 5 granules 2 fois par jour ;

— réveil avec anxiété la nuit et besoin de présence ; donner **Arsenicum album 15 CH**, 5 granules le soir ;

— qui ne veulent pas se coucher : donner **Pulsatilla 15 CH**, 5 granules le soir.

• Chez les plus grands :

— cauchemars, terreurs nocturnes : donner **Stramonium 15 CH**, 5 granules le soir;

— somnambulisme : donner **Kalium bromatum 15 CH**, 5 granules le soir.

La digestion

Vous devrez consulter en cas de dyspepsie installée, de prise ou de perte de poids, de cellulite. Le médecin vous aidera à respecter une alimentation saine, équilibrée et certaines règles diététiques qui régleront les troubles de l'appétit.

Dyspepsie

De nombreuses personnes se plaignent de mal digérer et si les Anglo-Saxons accusent *a priori* leur estomac, les Français se plaignent le plus souvent de leur foie ; lourdeur, digestions lentes, acidité, mal au foie, mal au cœur sont des plaintes qui reviennent très souvent.

Les examens radiologiques et analyses sont généralement dans les limites de la normale et seuls une « vésicule un peu lente » à l'échographie, un excès de cholestérol ou des gamma GT à peine trop élevés entretiennent l'idée d'un mauvais fonctionnement organique. La prise de nombreux médicaments, pas toujours efficaces ou anodins, semble alors injustifiée.

Dans la pratique, la bonne solution réside dans des règles hygiéno-diététiques correctes et dans un bon traitement homéopathique pour équilibrer les réactions d'un organisme soumis à des stress nombreux et variés.

Ce que le médecin homéopathe voudra savoir

■ Définir précisément vos symptômes

• À quel endroit avez-vous mal :
— dans le creux épigastrique (estomac),
— dans le côté droit,
— dans le dos, à droite, à la pointe de l'omoplate,
— tout le long de l'œsophage ?
• Quelles sensations ressentez-vous :
— brûlure, acidité,
— lourdeur,
— spasme,
— douleur perforante ?
• À quels moments :
— avant ou après le repas ? à quelles heures,
— au réveil,
— la nuit ? à quelle heure ?
• Qu'est-ce qui améliore ou aggrave votre gêne :
— rester à jeun ou manger,
— rester immobile ou bouger ?
• Dans quelles circonstances les troubles se déclenchent-ils :
— stress, émotions,
— avec certains aliments ?
• Quels autres symptômes accompagnent vos douleurs :
— nausées, vomissements,
— ballonnements,
— reflux acides ?

Situations rencontrées

■ La gêne concerne surtout l'estomac

Douleurs, ballonnements, brûlures, reflux sont les symptômes les plus classiques. Parmi les médicaments symptomatiques, l'un domine le tableau : Nux vomica. À lui seul, il vient à bout de la plupart des embarras gastriques liés à des excès alimentaires ; c'est le médicament indispensable des repas de fête, d'anniversaire ou de réveillons.

Quand les symptômes sont chroniques, ce sont avant tout les médicaments de fond qui entraînent la guérison ; ils sont choisis à la fois d'après les symptômes digestifs, la sensibilité et les symptômes réactionnels généraux : Nux vomica, Kalium carbonicum, Argentum nitricum.

■ La gêne concerne surtout « le foie » et la digestion

Mal au cœur, mal au foie, migraine, sentiment d'être « patraque » ou « barbouillé » sont très fréquents, et le patient se plaint de ne rien digérer. Les médicaments symptomatiques pris régulièrement amélioreront rapidement la digestion et les médicaments de fond comme Lycopodium, Sepia, ou Pulsatilla traitent le terrain.

■ La contrariété ou l'émotion sont des facteurs déclenchants

Elles peuvent, à elles seules, « couper la digestion » ; dans ce cas, tous les médicaments de stress peuvent être utiles, en particulier Ignatia. Ce dernier médicament est le maître remède des personnes hyperémotives qui peuvent, quand elles sont détendues, digérer des pierres et, quand elles sont contrariées, faire une indigestion après l'ingestion d'une pomme de terre à l'eau...

Tous ces médicaments sont prescrits en général en 9 CH, 5 granules chaque jour ou 3 fois par semaine pendant 1 mois minimum.

Mon expérience

La plupart des problèmes d'estomac, acidités, lourdeurs, reflux se résolvent très rapidement avec l'homéopathie. Par contre, la persistance d'une douleur brûlante revenant à heure fixe et calmée par l'alimentation fait craindre un ulcère ou une hernie hiatale avec inflammation de l'œsophage. Une fibroscopie s'impose alors. Dans ces deux cas, le traitement allopathique (très efficace) permet une cicatrisation rapide, aidée par l'homéopathie, qui, traitant le terrain digestif et émotif, prévient les récidives.

Quant aux difficultés hépatiques, de nombreux médicaments d'origine végétale ayant une action sur les voies biliaires peuvent être utilisés. Dans la pratique, les formules composées prouvent ici tout leur intérêt. Par exemple, Chelidonium composé (15 gouttes avant chaque repas principal) est remarquablement efficace sur les douleurs hépato-vésiculaires s'accompagnant de lourdeurs après les repas et de selles plutôt jaunes. C'est le complément idéal des médicaments de fond tels Lycopodium ou Sepia.

Jadis, il était coutume de dire, lorsque l'on prenait un traitement homéopathique, qu'il fallait avoir une hygiène de vie parfaite ; ce qui permettrait aux détracteurs de mettre la guérison sur le compte de cette conduite exemplaire. À l'inverse, aujourd'hui, on voit de nombreuses personnes, convaincues de la toute-puissance du médicament, prendre de l'homéopathie sans se soucier de leur mode de vie et s'étonner des résultats incomplets ou des rechutes : nouvelle occasion pour les détracteurs de nier les possibilités de l'homéopathie !

L'homéopathie envisage chaque individu dans sa totalité, son originalité, et mise sur ses capacités réactionnelles. Respecter cette originalité, c'est, de la part du médecin, ne pas imposer un régime stéréotypé ou trop draconien. C'est au patient, en retour, de faire confiance à son organisme et de lui offrir un régime raisonnable et approprié.

Que faire en attendant de consulter votre médecin ?

■ Abcès dentaires

• Pendant 48 heures en attendant de consulter, prendre :

— **Hepar sulfur 15 CH**, 1 dose à renouveler toutes les 6 heures 2 fois (soit 3 doses au total),

— et **Pyrogenium 9 CH**, 5 granules matin et soir.

Ce traitement stoppera la formation de l'abcès et soulagera la douleur, mais vous devez voir votre dentiste très rapidement.

■ Acidité, brûlures d'estomac

Ce qui caractérise une gastrite (inflammation de la muqueuse de l'estomac), c'est le déclenchement des douleurs en mangeant en particulier certains aliments acides tels que les tomates, par exemple.

• Prendre pendant 48 heures et en attendant de consulter :

— contre les brûlures d'estomac : **Nux vomica 5 CH** et **Robinia 6 DH**, 5 granules de chaque médicament, avant les repas principaux ;

— contre l'acidité avec sensation de reflux : **Iris versicolor 6 DH** et **Kalium Bichromicum 5 CH**, 5 granules avant les deux repas principaux.

Consultez votre médecin :

La persistance des douleurs et surtout l'impression d'acidité qui reflue dans l'œsophage doivent vous amener à consulter un médecin et faire pratiquer des examens.
Souvent la sensation d'irritation de la gorge le matin au réveil, ou une toux sèche rebelle sont liées à ces reflux acides, qui enflamment la gorge et provoquent des infections à répétition de la sphère ORL.

▪ Aphtes

• Prendre systématiquement pendant 48 heures en attendant de consulter :

Borax 5 CH et **Mercurius corrosivus 5 CH**, 5 granules en alternance toutes les heures.

• Faire des bains de bouche avec 30 gouttes dans 1 verre d'eau bouillie de **Phytogargarisme**®.

— ou de la préparation suivante : **Calendula** teinture mère, **Phytolacca** teinture mère, **Hydrastis** teinture mère.

Consultez votre médecin :

Les aphtes récidivent et reviennent lors de fatigues ou de stress, exactement comme l'herpès. Dans ces cas, le traitement de terrain est indispensable. Les résultats sont excellents.
Il est indispensable de consulter votre médecin si les aphtes apparaissent lors d'un traitement médical (en particulier antibiotique) ou si les aphtes persistent et s'accompagnent de douleurs d'angine, de fatigue ou de fièvre.

▪ Ballonnements

Prendre pendant 1 semaine en attendant de consulter :

• Si les ballonnements concernent l'estomac :

— **Nux vomica 5 CH**, 5 granules avant les repas, s sentez une lourdeur et l'impression que votre estomac pas avec une sensation de lourdeur et de somnolence ;

— ou **Kalium carbonicum 5 CH**, 5 granules avant les repas, si le ballonnement de l'estomac provoque une oppression respiratoire.

• Si les ballonnements concernent le côlon : **Lycopodium 5 CH**, 5 granules avant les repas, si le ballonnement intéresse le bas du ventre, la ceinture et intervient dès la fin du repas.

• Tout le ventre est ballonné : **Carbo vegetabilis 5 CH** et **China 5 CH**, 5 granules de chaque avant les repas.

■ Colites

En attendant de consulter et en fonction des symptômes observés, prendre pendant 48 heures l'une des prescriptions suivantes.

• Si les spasmes dominent et que la douleur peut intervenir à n'importe quel niveau de l'intestin, prendre systématiquement :

— **Magnesia phosphorica 5 CH** et **Colocynthis 5 CH**, 5 granules en alternance toutes les heures ;

— et **Nux vomica 9 CH**, 5 granules par jour, si la colite s'accompagne de brûlures d'estomac et intervient après des abus alimentaires chez quelqu'un d'hyperactif qui abuse souvent d'excitants ;

— ou **Ignatia 15 CH**, 5 granules par jour, si la colite est liée à une grande émotivité ; les crises sont déclenchées par les émotions et sont améliorées par la distraction.

• Si les ballonnements et les flatulences dominent, prendre systématiquement :

— **Carbo vegetabilis 5 CH**, 5 granules avant les deux repas principaux ;

— et **Lycopodium 9 CH**, 5 granules chaque jour, si le ventre est très ballonné au niveau de la ceinture avec beaucoup de gaz ;

— ou **Thuya 9 CH**, 5 granules par jour, si le malade souffre de borborygmes, nombreux bruits et de mouvements intestinaux.

Constipations

En attendant de consulter et en fonction des manifestations observées, prendre régulièrement l'une des prescriptions suivantes.

• En cas de constipation liée à des spasmes de l'intestin, les selles (qui peuvent être fréquentes) sont insuffisantes, leur exonération est difficile et douloureuse, prendre :

— **Nux vomica 5 CH**, 5 granules le matin après le petit déjeuner ;

— et **Lycopodium 5 CH**, 5 granules chaque soir, si la constipation s'accompagne de ballonnements et de gaz.

Dans ces cas, le traitement associé à un régime plus équilibré et à une vie plus calme s'avère rapidement efficace. L'arrêt des laxatifs irritants est impératif.

• En cas de constipation par insuffisance hépato-biliaire, les selles sont sèches, rares, et les nausées, migraines et douleurs hépatiques fréquentes. Prendre 15 gouttes avant chaque repas de la préparation suivante :

— **Hydrastis 6 DH**[1],

— **Taraxacum 6 DH**,

— **Chelidonium 6 DH**.

• En cas de constipation par sécheresse, les selles sont grosses, sèches, comme agglomérées ou brûlées, prendre :

— **Bryonia 15 CH**, 5 granules le soir, si les selles sont très grosses et très dures ;

— ou **Ammonium muriaticum 5 CH**, 5 granules 2 fois par jour, si les selles sont sèches et s'effritent comme de la terre sèche.

• Si les selles sont difficiles à évacuer, par atonie ou paralysie des muscles du sphincter anal, prendre **Causticum 15 CH** et **Alumina 15 CH**, 5 granules de chaque médicament, le soir.

---

1. Il existe différentes dilutions pour les préparations homéopathiques :
— la dilution au 1/100e ou centésimale hahnemannienne, CH en abrégé ;
— la dilution au 1/10e ou décimale hahnemannienne, DH en abrégé. *(N.d.É.)*

• Si le transit intestinal revient difficilement après une anesthésie chirurgicale, prendre :

— **Opium 15 CH**, 1 dose 2 jours de suite,

— et **Raphanus 5 CH**, 5 granules 3 fois par jour.

Consultez votre médecin :

Dans tous les cas d'une constipation apparue récemment et sans raison alimentaire évidente ou alternant avec des diarrhées, il faut consulter votre médecin.

Terrain à traiter :

La constipation est rarement un phénomène aigu isolé et son caractère chronique doit faire entreprendre un traitement de terrain par votre médecin homéopathe.

■ Crise de foie

• Prendre pendant 48 heures en attendant de consulter :

— **Nux vomica 5 CH**, 5 granules 3 fois par jour ;

— et **Chelidonium composé**, 15 gouttes 3 fois par jour.

■ Diarrhées

Prendre pendant 24 heures et en attendant de consulter l'une des prescriptions suivantes selon les symptômes.

• En cas de diarrhées sans fièvre ni vomissements, diarrhées survenant à la suite d'excès de fruits l'été ou dues à la « Tourista » (diarrhée des voyageurs) :

— **China 9 CH** et **Podophyllum 9 CH**, 5 granules en alternance toutes les heures ;

— ou **Aloe 9 CH**, 5 granules à répéter toutes les heures, si la diarrhée est brûlante et urgente avec une sensation de manque de contrôle sphinctérien.

• En cas de diarrhées avec vomissements et malaises (dues à des intoxications alimentaires ou gastro-entérites virales), prendre :

— **Arsenicum album 15 CH**, 5 granules à répéter toutes les 2 heures, s'il y a des douleurs brûlantes et une sensation de grande fatigue ;

— **Veratrum album 15 CH**, 5 granules à répéter toutes les heures, si la diarrhée s'accompagne de malaises avec sueurs froides et chutes de tension.

Consultez votre médecin :

Dans ces deux cas, vous devez consulter votre médecin si les symptômes persistent après 24 heures de traitement, de même si la diarrhée s'accompagne de fièvre ou de saignements.

• Diarrhées émotives (dues au trac, aux mauvaises nouvelles, à la peur), prendre :

— **Gelsemium 15 CH**, 5 granules chaque soir, si le trac vous paralyse ;

— **Argentum nitricum 15 CH**, 5 granules chaque soir, si la diarrhée et le trac s'accompagnent de douleurs d'estomac, d'éructations et d'agitation.

• Diarrhées des nourrissons : voir le chapitre consacré aux enfants.

▪ Douleurs dentaires

• Prendre systématiquement pendant 48 heures en attendant de consulter :

— **Arnica 9 CH**, 5 granules toutes les heures.

• Prendre en outre l'une des prescriptions suivantes en fonction des symptômes :

— **Hypericum 30 CH**, 5 granules matin et soir si les douleurs sont comme électriques ;

— ou **Arsenicum album 9 CH**, 5 granules matin et soir, si les douleurs sont brûlantes et calmées au contact du chaud ;

— ou **Coffea 9 CH**, 5 granules matin et soir, si les douleurs sont améliorées au froid.

▪ Éructations

• Prendre pendant 48 heures et en attendant de consulter :

— **Argentum nitricum 9 CH**, 5 granules 2 fois par jour, si les éructations s'accompagnent d'acidité ;

— ou **Lycopodium 5 CH**, 5 granules avant les repas, si les éructations s'accompagnent de ballonnements et d'une sensation de congestion du visage après le repas.

▪ Fissures anales

• Prendre pendant 8 jours en attendant de consulter : **Nitric acid 5 CH**, 5 granules 3 fois par jour, jusqu'à la cicatrisation de la plaie.

• Si un suintement se manifeste, prendre :

Graphites 5 CH, 5 granules 3 fois par jour ;

— et utiliser localement **Pommade paeonia 4 %** de teinture mère, 3 applications par jour.

▪ Hémorroïdes

Prendre pendant 48 heures en attendant de consulter :

• Systématiquement :

— **Arnica 9 CH**, 5 granules matin et soir ;

— **Aesculus composé**, 15 gouttes toutes les 2 heures ;

— et pommade ou suppositoire **Aesculus composé** ou **Avenoc**®.

• Prendre également :

— **Lachesis 9 CH**, 5 granules 4 fois par jour, si l'hémorroïde est externe et dure avec tendance à constituer un caillot ;

— ou **Nux vomica 5 CH**, 5 granules 4 fois par jour, s'il s'agit d'hémorroïdes internes brûlantes survenant à la suite d'excès alimentaires.

Consultez votre médecin :

Tout saignement n'est pas synonyme d'hémorroïdes et sa persistance doit vous inciter à faire pratiquer un examen local par votre médecin ou par un spécialiste (gastro-entérologue, proctologue).

■ Hoquets

• Prendre :

— **Nux vomica 5 CH**, 5 granules avant les repas, si vous mangez trop vite ou trop ;

— **Ignatia 15 CH**, 5 granules avant les repas, si vous êtes trop nerveux et qu'une contrariété ou une émotion vous empêchent de digérer et provoquent une boule dans la gorge, des bâillements et des hoquets.

• Après une intervention chirurgicale abdominale (hernie, vésicule, appendicite, côlon), prendre : Hyosciamus 15 CH, 1 dose 3 jours de suite.

Terrain à traiter :

Si le hoquet persiste plus de 2 jours ou s'il s'accompagne d'autres troubles, en particulier respiratoires, il faut consulter votre médecin.

■ Ictère (jaunisse)

Consulter votre médecin :

Tout ictère (ou jaunisse) doit vous faire très rapidement consulter votre médecin pour un bilan complet afin de déterminer la cause exacte de votre maladie.

— Hépatite virale : liée à un virus A, B ou C. Si les suites du virus A s'avèrent généralement bénignes, les hépatites B peuvent être très graves dans la phase aiguë, les hépatites C peuvent devenir chroniques avec des risques de complications telles que la cirrhose ou le cancer,

— hépatite toxique, due à un médicament ou à une substance toxique,

— ictère (jaunisse) lié à un obstacle sur les voies biliaires, calculs ou infections par exemple.

Bien évidemment la décision thérapeutique ne sera pas la même dans tous ces cas. Il faut voir votre médecin sans tarder pour qu'un bilan soit rapidement fait : prise de sang et échographie.

• Dans tous les cas d'atteinte hépatique, un médicament homéopathique sera d'un grand secours : **Phosphorus 15 CH**, 1 dose matin et soir pendant 15 jours minimum.

• Lors de la convalescence des hépatites virales, l'homéopathie sera très indiquée :

— pour régulariser les fonctions hépato-biliaires pendant au minimum 1 mois : avec **Chelidonium composé** ou **Hepato-drainol®**, 15 gouttes 3 fois par jour ;

— pour la fatigue et le manque d'appétit : avec **Céréales germes 6 DH**, 15 gouttes 3 fois par jour.

Mal des transports

• Le traitement sera d'autant plus efficace s'il est préventif ; il est conseillé de prendre systématiquement **Cocculine®**, 2 comprimés 3 fois par jour, la veille et le jour du voyage.

• Prendre également l'une des indications suivantes en fonction des symptômes :

— **Gelsemium 15 CH**, 1 dose la veille du départ, si l'enfant ou l'adulte ont peur en voiture (en avion ou en bateau) ;

— **Ignatia 15 CH**, 1 dose la veille du départ, si l'enfant ou l'adulte sont excités à la pensée du voyage ;

— **Nux vomica 9 CH**, 1 dose la veille du départ, si l'enfant ou l'adulte ont fait des repas trop copieux avant le voyage.

• Pendant le voyage prendre enfin : **Tabacum composé**, 5 granules toutes les heures.

■ Mauvaise haleine

Pendant 1 semaine et en attendant de consulter, prendre l'une des prescriptions suivantes en fonction des indications.

• Chez les gloutons sujets aux embarras gastriques : prendre **Antimonium crudum 5 CH** et **Nux vomica 5 CH**, 5 granules de chaque médicament matin et soir.

• Chez les hépatiques chroniques, prendre :

— **Sepia 9 CH**, 5 granules chaque jour, en cas de nausées, de crises de foie, de migraines ;

— ou **Pulsatilla 9 CH**, 5 granules le soir, en cas de mauvaise haleine le matin avec bouche sèche et manque d'appétit au petit déjeuner.

• Dans les infections dentaires ou de la bouche : est indiqué **Mercurius solubilis 5 CH**, 5 granules 2 fois par jour.

Consultez votre médecin :

Si la mauvaise haleine persiste, il faut consulter à la fois votre dentiste et votre médecin pour rechercher une cause infectieuse (par exemple, une sinusite).

■ Prurit anal

Prendre pendant 8 jours en attendant de consulter :

• Chez l'enfant qui a des vers, les démangeaisons sont aggravées la nuit : donner **Cina 15 CH**, 1 dose 3 soirs de suite en plus d'un vermifuge.

• S'il y a des hémorroïdes, des douleurs après la selle, des petits saignements, sont indiqués :

— **Pommade ratanhia 4** % de teinture mère, 3 applications par jour ;

— et **Sepia composé**, 15 gouttes avant les trois repas.

Consultez votre médecin :

Le prurit anal peut enfin être d'origine nerveuse, lié à un terrain hépatique ou dû à des lésions locales. S'il ne cède pas rapidement, un examen local (toucher rectal) doit être pratiqué par votre médecin et un traitement entrepris.

■ Soins dentaires, interventions

• Prendre :

— **Gelsemium 15 CH**, 1 dose la veille, si vous avez le trac ;

— ou **Chamomilla 15 CH**, 1 dose le matin de l'intervention, si vous êtes hypersensible à la douleur et que la peur d'avoir mal vous rend irritable et coléreux.

• Prendre systématiquement pour prévenir les hémorragies :

— **Phosphorus 15 CH**, 1 dose la veille de l'intervention ;

— ainsi que **Arnica 9 CH** et **China 5 CH**, 3 granules de chaque, 2 fois par jour au cours des 3 jours qui précèdent l'intervention et au cours des 3 jours suivants.

▪ Ulcères à l'estomac

Consultez votre médecin :

Une douleur qui revient à heure fixe et est soulagée par l'alimentation doit faire penser à un ulcère gastro-duodénal. Il faut donc consulter votre médecin, qui prescrira des examens complémentaires.

Terrain à traiter :

La notion de terrain est évidente dans les ulcères gastro-duodénaux. Le traitement de fond homéopathique est toujours indispensable, en association ou non avec les traitements classiques.

• En attendant, prendre 3 fois par jour 20 gouttes de la préparation suivante que réalisera le pharmacien : **Iris versicolor 6 DH, Robinia 6 DH, Kalium bichromicum 5 CH, Histaminum 5 CH** ;

— **Nux vomica 5 CH**, 5 granules après les principaux repas.

▪ Vers intestinaux

Il faut, bien sûr, administrer un vermifuge à l'enfant, à l'adulte et à toute la famille en n'oubliant pas de renouveler l'opération 15 jours plus tard, pour éviter la réinfestation.

• Pour traiter l'agitation, la toux ou les démangeaisons liées aux vers : prendre **Cina 15 CH**, 1 dose 3 jours de suite.

Terrain à traiter :

Certaines personnes sont plus « sensibles » aux parasites et récidivent plus fréquemment ; un traitement de terrain est alors necessaire.

■ Vomissements

Pendant 24 heures et en attendant de consulter, prendre l'un des médicaments suivants en fonction des symptômes observés.

• Pour des vomissements dus à une indigestion ou à des excès alimentaires, prendre : **Nux vomica 5 CH** et **Antimonium crudum 5 CH**, 5 granules en alternance toutes les heures pour soulager.

• En cas de gastro-entérite ou d'intoxication alimentaire et si les vomissements ne soulagent pas, prendre :

— **Ipeca 9 CH**, 5 granules toutes les heures, si l'on souffre de nausées avec des vomissements de bile répétés, malaises et salivation.

— ou **Arsenicum album 9 CH**, 5 granules toutes les heures, s'il y a diarrhées, brûlures d'estomac et que les vomissements sont aggravés par la moindre quantité d'eau.

• Crises d'acétone de l'enfant : donner dans ce cas **Senna 5 CH**, 5 granules toutes les demi-heures.

Il faut également donner à boire à l'enfant suffisamment (minimum 1 litre), de préférence une boisson sucrée et salée à la fois (le Coca-Cola s'avère très efficace et très apprécié des enfants).

Terrain à traiter :

Un traitement de fond de ce terrain hépatique devra être envisagé avec votre médecin homéopathe.

Le poids

Les médecins homéopathes ont, à tort, souvent la réputation d'« amaigrisseurs ». Soyons clair, cette réputation vient de médecins peu scrupuleux qui, sous couvert du mot homéopathie (évocateur de médicaments sans risques) à base de plantes, proposent des traitements (en gélules) à base d'hormones et de « coupe-faim » aux résultats spectaculaires dans l'immédiat, mais dangereux pour la santé et avec une reprise de poids garantie très rapidement.

Et pourtant en regard de ces problèmes de poids, l'homéopathie (la vraie) offre des possibilités intéressantes dans les cas de surcharge pondérale bien sûr, mais aussi dans les cas de maigreur et de difficultés à prendre du poids.

Les médicaments miracles n'existent pas, mais l'homéopathie offre des traitements qui prennent en compte le terrain et la sensibilité de chacun.

Ce que le médecin homéopathe voudra savoir

■ Connaître précisément votre problème de poids

- Votre poids, votre taille ?
- La localisation des graisses :

— ventre et thorax,

— fesses et jambes ?

■ L'histoire de votre problème de poids

- À quel âge a-t-il commencé ?
- Dans quelles circonstances ?
- Son histoire dans le temps, dessiner une courbe en notant les événements importants :

— puberté,
— grossesses,
— ménopause,
— mariage, divorce, deuil, déménagement, problèmes professionnels.

■ Connaître vos antécédents

• Antécédents familiaux : grands-parents, parents, frères et sœurs, enfants.

• Antécédents personnels : maladies, opérations, problèmes personnels importants.

Situations rencontrées

■ Les surpoids occasionnels et brutaux

Parfois, à la suite d'un événement psychique (deuil, licenciement), d'une maladie ou d'un changement notable (arrêt du tabac), une personne peut prendre plusieurs kilos (plus de 10 parfois) bien que ses habitudes alimentaires n'aient pas changé.

De toute évidence, le terrain, le mode réactionnel de cette personne ont changé sous l'action de cet événement et le traitement homéopathique recherchera surtout l'origine et le vécu de l'individu. Tous les grands médicaments d'action psychique peuvent être indiqués ; ils sont, en général, conseillés en 15 ou 30 CH, 1 dose répétée 2 ou 3 fois sur une période de 10 jours.

■ Le surpoids congénital qui s'accroît régulièrement.

Certaines personnes d'une même famille présentent un surpoids constitutionnel et sont condamnées à observer un comportement alimentaire revu sans cesse à la baisse par rapport à la moyenne. Calcarea carbonica ou Sulfur présentent souvent cet inconvénient héréditaire.

L'analyse de leur situation montre que leur alimentation irrégulière, et souvent déficitaire en raison des régimes, entretient des carences évidentes en la plupart des nutriments essentiels. À titre d'exemple, les analyses du comportement alimentaire moyen montrent qu'une femme adulte avec une alimentation variée et riche n'obtient ses apports quotidiens recommandés (en vitamine, minéraux) qu'à partir de 2 500 calories environ ; or, la valeur calorique moyenne de l'alimentation d'une femme est aujourd'hui de 1 770 calories, et les régimes amaigrissants se situent la plupart du temps autour de 1 200 calories.

Ces carences induisent et entretiennent un terrain chronique qui entraîne une prise de poids et une infiltration cellulitique.

Nous connaissons tous le sempiternel : « Moins je mange, plus je grossis. »

Le traitement homéopathique se limite à des médicaments de ce terrain : Thuya, Kalium carbonicum, Graphites, par exemple, par la prise régulière de complément nutrithérapique pour rétablir l'équilibre nutritionnel, et par une éducation alimentaire et diététique rigoureuse.

■ Le surpoids des gros mangeurs sédentaires

Trop de bons repas, de sucreries, d'alcool et pas assez d'exercice ou de sport entraînent immanquablement chez l'homme (et chez la femme aussi) une prise de poids de 5 à 10 kilos ; le caractère périodique de ces prises de poids, leur alternance ou leur concomitance avec des problèmes digestifs, allergiques, dermatologiques ou nerveux nous guident vers le traitement d'un terrain caractérisé par des difficultés chroniques d'élimination ; sont indiqués comme médicaments de fond : Sulfur, Nux vomica ou Calcarea carbonica.

Une bonne hygiène alimentaire, la reprise de l'exercice physique associé à des médicaments favorisent l'élimination et les résultats sont très rapidement excellents.

■ Les difficultés à prendre du poids ou à en reprendre après une maladie.

Certaines personnes sont constitutionnellement trop maigres et de plus, à la suite de la moindre grippe ou gastro-entérite, perdent encore du poids qu'elles n'arrivent pas à reprendre malgré un bon appétit.

Le traitement passe par la prescription de médicaments de terrain tels que Natrum muriaticum, Silicea ou Phosphorus, et la prise de compléments alimentaires minéraux : Calcarea composé ou Jenoverine® (pour les enfants).

Mon expérience

Les résultats chez les personnes trop maigres sont très intéressants et la prise de quelques kilos est régulièrement observée.

Chez les personnes trop fortes, les résultats doivent se mesurer, non pas sur la balance, mais sur l'adhésion de l'individu à un projet thérapeutique complet et réaliste. Le régime est toujours indiqué aux côtés des médicaments et des compléments nutrithérapiques. Un soutien psychologique peut s'avérer important dans certains cas. Il reste que le plus difficile pour un médecin homéopathe est d'expliquer que, malgré l'idée reçue, il n'existe pas de médicament miracle pour faire maigrir sans régime et sans douleur.

Que faire en attendant de consulter votre médecin ?

■ Troubles de l'appétit

Qu'il s'agisse d'excès ou de manque d'appétit, prendre pendant 8 jours minimum et en attendant de consulter, l'une des indications suivantes selon le trouble constaté.

cès d'appétit

• Grignotage par nervosité : **Ignatia 15 CH**, 5 granules par jour.

• Manger calme la mauvaise humeur : **Anacardium 15 CH**, 5 granules par jour.

• La gloutonnerie à table et entre les repas : **Antimonium crudum 15 CH**, 5 granules par jour.

• Pour favoriser le régime et la perte de poids :

— **Bioptimum minceur**®, 2 comprimés matin et soir ;

— et **Zinc-Nickel-Cobalt oligo-éléments**, 5 granules (ou 1 ampoule) 2 fois par jour.

Manque d'appétit

• Pour stimuler l'appétit, prendre :

— **Avena sativa 6 DH** et **Alfalfa 6 DH**, 3 granules de chaque, 2 fois par jour une demi-heure avant les repas ;

— ou **Céréales germes 6 DH**, 15 gouttes avant chaque repas.

• Appétit vite rassasié : très intéressant chez les bébés qui réclament leur biberon et sont immédiatement rassasiés, Lycopodium 5 CH, 5 granules 2 fois par jour.

▪ Pour favoriser l'élimination

• Pour l'élimination urinaire, prendre 15 gouttes, 2 fois par jour, de la préparation suivante :

— **Berberis 6 DH,**

— **Pareira brava 6 DH,**

— **Solidago 6 DH.**

• Pour l'élimination hépatique, prendre 15 gouttes, 2 fois par jour, de la préparation suivante :

— **Chelidonium 6 DH,**

— **Cardus marianus 6 DH,**

— **Hydrastis 6 DH,**

— **Cynara 6 DH.**

• Pour l'élimination intestinale, prendre 15 gouttes, 2 fois par jour, de la préparation suivante :

— **Hydrastis 6 DH,**
— **Taraxacum 6 DH,**
— **Boldo 6 DH.**

■ Cellulite

• Prendre pendant 8 jours minimum en attendant de consulter : **Natrum sulfuricum 9 CH**, 5 granules par jour.

• Faites préparer par votre pharmacien une préparation et verser dans une bouteille d'eau 100 gouttes de :

— Pilosella teinture mère,
— et de Fucus teinture mère.

À boire au cours de la journée.

■ Amaigrissement

En attendant de consulter et en fonction des manifestations observées, prendre pendant 8 jours minimum l'une des indications suivantes.

En mangeant bien

• Si l'on maigrit du haut du corps, à la moindre fatigue, contrariété ou maladie infectieuse : **Natrum muriaticum 9 CH**, 5 granules par jour.

• Si l'on a toujours trop chaud et souffre d'agitation : **Iodum 9 CH**, 5 granules par jour.

Consultez votre médecin :

Dans les deux cas, si les troubles persistent, un bilan doit être effectué à la recherche d'un problème hormonal (diabète, hyperthyroïdie), infectieux ou parasitaire.

En mangeant peu

• Pour stimuler l'appétit : **Céréales germes 6 DH**, 15 gouttes 2 fois par jour.

• Pour reprendre du poids et du tonus :

— **Silicea 15 CH**, 5 granules chaque soir ;

— **Abrotanum 5 CH**, 5 granules chaque matin.

Alimentation et régimes

L'alimentation est de plus en plus au cœur du débat sur la santé et bien se nourrir dépasse aujourd'hui les problèmes de poids. Examinons d'un peu plus près la façon dont se nourrit l'homme moderne de notre société occidentale.

■ Une alimentation plus grasse (graisses animales) et moins riche en sucres lents

Les analyses de nos comportements alimentaires montrent que notre alimentation a changé considérablement au cours des dernières décennies :

— 2 fois moins de pain ou pommes de terre,
— 7 fois moins de légumes secs,
— 2 fois plus de viandes et de fromages,
— 2 fois plus de sucre.

■ Des aliments riches en calories, pauvres en sels minéraux et en vitamines

On considère aujourd'hui que plus de la moitié de nos apports énergétiques proviennent d'aliments riches en calories et pauvres en minéraux et vitamines.

De nombreux facteurs expliquent cette modification : surexploitation et donc appauvrissement des sols, raffinages, emballages, cuissons rendent nos aliments plus pauvres en vitamines et en sels minéraux.

■ Des rations caloriques diminuées

Le mode de vie urbain (activités sédentaires et manque d'exercices physiques), les critères esthétiques de minceur font que, par peur de grossir, les rations caloriques ont considérablement diminué : 1 700 calories par jour pour une femme et 2 200 calories pour un homme (entre 18 et 50 ans).

De ce fait, notre alimentation est à la fois :

— trop pauvre en vitamines et minéraux ; pour obtenir les quantités quotidiennes recommandées, il faudrait pour la femme environ 2 500 calories pour le zinc, la vitamine B1 ou B6 et 3 000 calories pour le fer, à supposer que son alimentation soit équilibrée et variée (viandes, poissons, laitages, légumes, céréales, etc.) ;

— trop riche en graisses animales et sucres rapides.

Il convient donc, aussi bien pour conserver une bonne santé que pour prévenir les maladies ou garder la ligne, d'avoir une alimentation mieux équilibrée et de la compléter par des suppléments de vitamines, de minéraux et de certains acides gras.

Conseils diététiques

+ Manger au petit déjeuner avec plus de protéines : œufs, jambon maigre, yaourt, céréales ;

+ de repas ou collations par jour : il faut mieux faire 3 repas et 2 collations par jour plutôt qu'un gros repas le soir ;

+ de protéines : viande maigre, poisson, laitages ;

+ de poissons : consommer 3 fois par semaine minimum sans peur de préparer des poissons gras (saumons, harengs, sardines, truites) cuits à la vapeur ou en papillotes ;

— manger le soir : dîner avec des légumes, du riz, des pâtes et des laitages maigres ;

— de sucre, d'alcool et de vin ;

— de graisses animales, sauces, viandes grasses ou friture.

• Ne pas prendre au cours du même repas des glucides (sucre, pain, pâtes, riz) et des lipides (graisses animales ou végétales).

• Consommer les fruits en dehors des repas vers 10 heures et 17 heures.

• Faire un repas de glucides par jour, soit au petit déjeuner soit au dîner, en privilégiant les légumes frais, le pain au levain, le riz.

• Pour les autres repas choisir des protéines : viandes blanches, volailles, poissons, sans sauce, plutôt pochés ou en papillotes que grillés.

Exemple de menus pour une journée

Petit déjeuner

• Œuf, jambon maigre, laitages.

• Thé ou café au lait écrémé sans sucre.

10 heures

• Un fruit.

Déjeuner

• Viande ou poisson, salade, crudités, fromage en petite quantité (25 g).

17 heures

• Un fruit.

Dîner

• Riz, pâtes et légumes.

■ Quelques remarques

• Consommer le pain avec modération, limiter le vin à 2 verres par jour, par d'alcool ni de boissons sucrées.

• Boire au moins 1,5 litre d'eau minérale par jour.

• Faire du sport 1 ou 2 fois par semaine.

• Marcher au moins 15 minutes par jour.

• Prendre des compléments régulièrement, en particulier :

— vitamines B, C, E, bêta carotène,

— zinc, fer, magnésium, calcium, silicium.

Votre médecin déterminera les compléments nécessaires en fonction de votre âge, de votre sexe, des symptômes que vous présentez et de votre mode de vie. Le stress, les maladies, la grossesse, certains médicaments (la pilule en particulier), le tabac provoquent une surconsommation de la plupart de nombreux nutriments. Votre médecin ou votre pharmacien vous conseilleront soit un traitement d'équilibre nutritionnel quotidien soit un traitement adapté à un problème ponctuel : stress, problèmes de peau, chute de cheveux, rhumatismes.

L'appareil génito-urinaire

Vous devez consulter en cas de syndrome prémenstruel douloureux, de cystite ou d'infection urinaire, pour une grossesse, et à la ménopause.

Le syndrome prémenstruel

De nombreuses femmes, entre 20 et 40 % selon les spécialistes, se plaignent de troubles au cours des jours qui précèdent leurs règles.

Le syndrome prémenstruel est l'ensemble des symptômes survenant avant les règles, dans la deuxième partie du cycle et disparaissant juste avant ou pendant les règles, à l'exclusion des règles douloureuses appelées dysménorrhées.

En premier lieu, les femmes se plaignent :

— de douleurs avec les seins tendus et enflés,

— de douleurs au ventre avec sensation de gonflement, de ballonnement,

— de modification de l'humeur ou du comportement.

Mais de très nombreux symptômes peuvent apparaître :

— digestifs : crise de foie, migraines,

— cutanés : acné, herpès,
— circulatoires : mal aux jambes, maux de tête,
— vertébraux : mal au dos, aux vertèbres cervicales,
— urinaires : cystite, infections urinaires.

Tous les spécialistes ne sont pas d'accord sur l'influence précise de telle ou telle hormone et sur les responsabilités respectives de l'excès d'œstrogène ou du déficit en progestérone.

L'homéopathie considère d'abord la personne dans sa globalité, reconnaît sa différence, sa sensibilité et son terrain. À partir de ce constat, il est facile de comprendre qu'en face d'une situation hormonale complexe, les femmes réagissent de manières très variées, étant sensibles aux variations hormonales, selon leur propre personnalité.

Le traitement homéopathique donnera donc une priorité au traitement de fond qui tient compte largement de la sensibilité, de l'influence psychologique sur le tableau clinique, puis au traitement à visée hormonale et sera complété par des médicaments symptomatiques spécifiques en cas de troubles très gênants.

Ce que le médecin homéopathe voudra savoir

■ Avoir une description précise des troubles rencontrés

• Évolution du syndrome prémenstruel :
— à quel âge a-t-il débuté,
— à la suite de quoi,
— à quel jour débute-t-il pendant le cycle,
— à quel jour s'arrête-t-il,
— à quel moment est-il le plus fort ?

(Le premier jour du cycle est le premier jour des règles.)

• Quels symptômes physiques majeurs dominent :
— les seins : douleurs, gonflement, indurations,
— le ventre : gonflement,
— caractère de la douleur : spasme, pesanteur, piqûre,

— la localisation : ovaires, abdomen, dos, cuisses ?
• Comment sont l'humeur et le comportement :
— tristesse, dépression,
— excitation, hypersensibilité, hyperactivité,
— recherche de compagnie ou d'isolement ?
• Quels autres symptômes sont-ils notables :
— peau : herpès, acné, eczéma,
— circulation : cellulite, lourdeur des jambes,
— digestion : crise de foie, aérocolie, maux de tête,
— colonne vertébrale : douleurs cervicales ou lombaires,
— urine : cystite, infection urinaire ?

■ Connaître le terrain et la sensibilité

Comme toujours vos antécédents personnels et familiaux et l'étude du fonctionnement de tous vos appareils sont nécessaires à la compréhension de votre terrain ; dans le cas du syndrome prémenstruel, le médecin portera son attention particulièrement sur vos antécédents gynécologiques et votre comportement psychologique.
• Les antécédents gynécologiques :
— date de vos premières règles,
— avez-vous déjà pris une contraception,
— vos grossesses,
— infections,
— sexualité ?
• Le comportement psychologique en général.

Situations rencontrées

Il faudrait dire, comme nombre de médecins homéopathes, qu'il y a autant de situations rencontrées que de femmes ! En fait la confrontation des connaissances actuelles sur la physiologie des hormones et des grands médicaments homéopathiques permet de distinguer deux types de situation : l'hyperfolliculinie et l'état dépressif.

■ Un syndrome sans doute lié à un excès d'œstrogène ou à une trop grande sensibilité à cette hormone.

Les spécialistes parlent d'hyperfolliculinie absolue ou relative. Ce syndrome se manifeste surtout par l'œdème et le ballonnement ; les seins sont gonflés et tendus, le ventre aussi et la prise de poids peut s'avérer très importante ; par ailleurs l'irritabilité et l'hyperexcitabilité prédominent. Ces troubles apparaissent parfois dès le moment supposé de l'ovulation ou s'installent progressivement dans la seconde partie du cycle avec un paroxysme juste avant la survenue des règles. Ils s'arrêtent nettement avec l'arrivée des règles.

Ce type de syndrome prémenstruel réagit particulièrement bien au traitement visant à régulariser la production hormonale et Folliculinum 15 CH, 1 dose le 8e jour du cycle, apporte souvent à lui tout seul un très bon résultat.

Lachesis 15 CH, Ignatia 15 CH, Sulfur 15 CH ou TK 15 CH (1 dose 3 ou 4 jours avant les règles), tous grands médicaments d'hypersensibilité, seront les médicaments de terrain le plus souvent prescrits.

■ Un syndrome marqué surtout par un état dépressif

Un repli sur soi, une recherche de solitude ou, au contraire, un grand besoin de sympathie et de consolation caractérisent ce type de syndrome prémenstruel. Les céphalées, les migraines, les crises de foie, le mal au dos complètent souvent le tableau.

Cet ensemble de symptômes évoque plutôt un excès de progestérone et un déficit en œstrogène. Le traitement homéopathique visera à rétablir cet équilibre en donnant Folliculinum 4 CH (5 granules chaque matin) pour stimuler la production ou la sensibilité à l'œstrogène et Luteinum 15 CH (1 dose le 20e jour du cycle) pour freiner la sensibilité à la progestérone.

Dans ces cas, il apparaît que le succès tient surtout au choix du traitement de fond et Sepia 15 CH, Natrum muriaticum 15 CH ou Pulsatilla 15 CH prescrits de manière régulière (1 dose hebdomadaire) seront très efficaces.

Mon expérience

Le syndrome prémenstruel est, sans nul doute, la gêne la plus souvent ressentie par les femmes et s'il n'est pas toujours le motif même de la consultation, il est souvent mis en lumière au cours de celle-ci et oriente alors le choix de traitements de fond.

Les explications et les causes supposées en sont multiples, et l'hypothèse hormonale conduit souvent à proposer un traitement œstroprogestatif de substitution qui n'est pas toujours bien supporté et parfois refusé. C'est pourquoi d'autres approches ont été proposées.

• Une approche nutritionnelle :

— vitaminique : apport de vitamine B6,

— minérale : apport de magnésium,

— graisse : apport d'huile polyinsaturée (de bourrache, par exemple).

• Une approche allergique : l'hypersensibilité des patientes ou leur terrain allergique a fait envisager l'hypothèse d'une allergie à la folliculine et Poumon histamine 15 CH (5 granules par jour les 5 derniers jours du cycle) dans ces cas se montre très efficace.

• Une approche psychologique : le stress a souvent été impliqué dans le déclenchement du syndrome prémenstruel et toutes sortes de traitements ont été proposés, allant de la sophrologie à la prescription de tranquillisants.

Le traitement homéopathique reste la base, car il est le seul à considérer chaque femme en tenant compte de sa personnalité avant de traiter la cause.

La très bonne action des médicaments homéopathiques hormonaux, en particulier Folliculinum 15 CH (1 dose le 8e jour du cycle), permet en complément du traitement de fond d'obtenir des résultats la plupart du temps excellents.

Que faire en attendant de consulter votre médecin ?

▪ Syndromes prémenstruels

• Systématiquement : prendre **Folliculinum 15 CH**, 1 dose le 8e jour du cycle (le premier jour du cycle est le premier jour des règles).

Et si votre syndrome prémenstruel est marqué par l'une des manifestations suivantes, prendre en outre le traitement correspondant.

• Nervosité : prendre chaque jour, à partir du 14e jour du cycle, 5 granules de :

— **Ignatia 15 CH** si l'on constate une hypersensibilité nerveuse, boule dans la gorge et des soupirs ;

— ou **Nux vomica 9 CH** en cas d'irritabilité, mauvaise humeur ou colère.

• Seins douloureux : prendre chaque jour, à partir du 14e jour du cycle, 5 granules de :

— **Lac caninum 9 CH** en cas de seins congestionnés douloureux, sensibles aux secousses ;

— ou **Phytolacca 9 CH** pour des seins fibrokystiques.

Consultez votre médecin :

Vous devez être régulièrement examinée par votre médecin.

• Maux de tête : prendre les 24e, 25e et 26e jours du cycle 1 dose de : **Cyclamen 15 CH.**

• Herpès : prendre chaque jour à partir du 14e jour du cycle 5 granules de : **Rhus toxicodendron 15 CH.**

• Acné : prendre chaque jour à partir du 14e jour du cycle 5 granules de : **Eugenia Jambosa 5 CH.**

• Pharyngites, angine : prendre chaque jour à partir du 20e jour du cycle 5 granules de : **Zincum 5 CH.**

• Aphonie : prendre chaque jour à partir du 20e jour du cycle 5 granules de : **Graphites 5 CH** et **Magnesia carbonica 5 CH.**

Les médicaments de fond que vous prescrit votre médecin sont à prendre généralement :

— 2 à 4 fois par mois en doses pour les grands médicaments de terrain tels Sulfur ou TK ;

— tous les jours ou 1 jour sur 2 (en 9 CH, 5 granules) pour les médicaments qui correspondent à votre sensibilité tels : Lachesis, Sepia, Natrum muriaticum ou Pulsatilla.

Le traitement devra être poursuivi au moins 6 mois.

■ Règles douloureuses

• Prendre systématiquement :

— **Actea racemosa 15 CH**, 5 granules chaque soir les 8 derniers jours du cycle ;

— **Colocynthis 5 CH** et **Caulophyllum 5 CH**, 3 granules de chaque toutes les heures.

• Prendre également :

— **Sabina 5 CH**, 5 granules 3 fois par jour, si les règles sont abondantes et de sang rouge, et si la douleur descend vers le pubis et les cuisses ;

— ou **Secale cornutum 5 CH**, 5 granules 3 fois par jour, si le sang est noirâtre avec des spasmes très douloureux comme un accouchement.

■ Règles hémorragiques

• Prendre 3 fois par jour 25 gouttes de la préparation suivante, en commençant 2 ou 3 jours avant les règles :
— **Millefollium 3 DH**,
— **Melitotus 3 DH**,
— **Drymis 3 DH**,
— **Alchemille 3 DH**.

> **Consultez votre médecin :**
>
> **Consultez votre médecin traitant pour un bilan.**

■ Règles trop peu abondantes

• Prendre **Folliculinum 4 CH**, 5 granules chaque jour pendant 3 semaines à partir du 1er jour du cycle.

■ Règles en retard

• Prendre dans cet ordre :
— **Folliculinum 9 CH**, 1 dose,
— **Folliculinum 15 CH**, 1 dose 8 heures après,
— **Folliculinum 30 CH**, 1 dose 8 heures plus tard.

> **Consultez votre médecin :**
>
> **Consultez votre médecin pour un bilan.**

En aucun cas ce traitement ne peut être considéré comme « une pilule du lendemain » ou une méthode de contraception.

La grossesse

La grossesse n'est pas une maladie, bien sûr, mais un état qui peut être marqué par des manifestations désagréables (nausées, vomissements), l'aggravation de troubles existants (problèmes veineux, cystites).

Que ce soit pour traiter les malaises de la grossesse, pour préparer l'accouchement, l'allaitement ou pour traiter des maladies intervenant au cours de ces périodes, les femmes et leurs médecins sont particulièrement prudents et ne veulent prendre aucun risque pour la santé de l'enfant à venir. C'est la raison pour laquelle l'homéopathie, sous couvert de conditions obstétricales normales, est une thérapeutique de première intention de plus en plus appréciée pendant la grossesse.

Ce que le médecin homéopathe voudra savoir

■ De quels troubles souffrez-vous précisément ?

- Nausées, vomissements ?
- Malaises ?
- Fatigue ?
- Hypersomnie (besoin de dormir constamment) ?
- Anxiété, déprime, insomnie ?

■ **Comment s'exprime habituellement votre sensibilité ?**

• Toutes les fonctions notamment :
— cystites, infections urinaires, incontinence,
— problèmes veineux, hémorroïdes ?
• En particulier sur le plan gynécologique :
— syndrome prémenstruel,
— règles douloureuses,
— règles hémorragiques ?
• Votre caractère, votre tempérament :
— tendance dépressive,
— trac ?
• Votre typomorphologie.

■ **Votre terrain**

• Vos antécédents personnels et familiaux.
• Vos antécédents obstétricaux :
— grossesses précédentes,
— accouchements,
— fausses couches, interruptions de grossesse,
— allaitement maternel ?

Situations rencontrées

Schématiquement l'homéopathie va intervenir à 4 stades de la grossesse.

■ **Le 1er trimestre**

Souvent marqué par des symptômes dits « sympathiques » tels nausées, vomissements, malaises, c'est surtout la recherche de médicaments de sensibilité et de terrain qui apporte la solution, en particulier : Sepia, Pulsatilla ou Ignatia (prescrits en 9 CH, 1 ou 2 doses par semaine).

La première consultation est très importante car les médicaments de fond seront la base des traitements pendant toute la durée de la grossesse.

■ Le 2e trimestre

C'est à ce stade que les troubles circulatoires apparaissent ou s'aggravent : varices, vaisseaux qui éclatent, hémorroïdes, etc. Il faut donc démarrer des traitements circulatoires tel Sepia composé, 15 gouttes 2 fois par jour.

À ce stade, il s'avère également nécessaire de prendre des compléments alimentaires : fer, vitamine B6 en particulier. En fait la grossesse entraîne une surconsommation de ces éléments et donc des carences très étendues, très importantes peuvent survenir. Calcarea composé ou Osteocynesine® ou Granules Rex® et des associations vitamines et oligo-éléments comme Bioptimum grossesse® sont recommandés.

■ Le 3e trimestre

Il faut préparer l'accouchement, c'est-à-dire prévoir tous les médicaments nécessaires à son bon déroulement, à ceux pour le lendemain de la naissance, la douleur, la fatigue et l'allaitement.

■ Le post-partum

Les suites de l'accouchement dépendent, en grande partie, de la sensibilité de chaque femme. Petite déprime (*baby blues*), ou excitation témoignent d'une phase d'adaptation qu'un traitement homéopathique, Natrum muriaticum ou Ignatia, permettra de traverser sans encombre, sans dramatisation et sans tranquillisant.

Pendant l'allaitement, l'homéopathie sera d'une aide précieuse pour favoriser la montée de lait, prévenir les engorgements et les crevasses, mais également pour prévenir la fatigue qui s'ensuit ; pendant toute cette période à la fois Calcarea composé et Bioptimum grossesse® seront pris régulièrement.

Mon expérience

À tous les stades de la grossesse peuvent intervenir des pathologies courantes : rhino-pharyngites, douleurs articulaires, traumatismes physiques. À chaque fois, les traitements homéopathiques, jamais toxiques ni pour la mère ni pour le bébé, devront être choisis en premier lieu.

Signalons un cas particulier, celui des infections urinaires et des cystites, qui interviennent ou s'aggravent souvent au moment des grossesses ; l'homéopathie s'avérera souveraine pour les cystites simples (à urine claire) ; en revanche si l'examen d'urine systématique montre la présence d'un germe pathogène, le traitement antibiotique sera obligatoire. Les conséquences, pour la grossesse, d'une infection rénale peuvent être catastrophiques (fausses couches, accouchements prématurés).

▪ La difficulté de conception

Un autre problème qui se pose parfois est celui de la difficulté de conception. De nombreux couples consultent pour cette raison. Les bilans complets chez l'homme et chez la femme peuvent ne déceler aucune cause organique particulière.

Des motifs psychosomatiques, immunologiques ou des carences en tel ou tel minéral ou vitamine sont souvent évoqués, et le plus souvent les couples sont un peu désemparés quand ils viennent consulter.

L'homéopathie ne prétend pas exercer une action directe sur l'infécondité, néanmoins l'expérience montre qu'en traitant le terrain et la sensibilité de l'homme et de la femme, en suppléant aux carences vitaminiques évidentes, de très nombreuses grossesses qui tardaient à venir surviennent enfin.

Que faire en attendant de consulter votre médecin ?

■ Nausées de la grossesse

• Tant que durent les nausées et en espaçant les prises en fonction de l'amélioration, prendre systématiquement :

— **Tabacum composé**, 5 granules 4 fois par jour ;

— et **Sepia 9 CH**, 5 granules le matin, si vos nausées interviennent à la simple vue ou à l'odeur des aliments surtout le matin ;

— ou **Ignatia 15 CH**, 5 granules le matin, si vous êtes anxieuse, énervée, hypersensible et que les nausées sont améliorées en mangeant ou en pensant à autre chose.

■ Malaises

• Si l'envie de dormir se manifeste en permanence avec une sensation de lourdeur et de ballonnement : prendre **Nux moschatta 9 CH**, 5 granules matin et soir.

• En cas de malaise avec perte de connaissance (évanouissement), prendre : **Moschus 15 CH**, 5 granules chaque matin.

■ Problèmes circulatoires

• En cas de jambes lourdes et douloureuses, de vaisseaux qui éclatent, prendre : **Arnica 5 CH** et **Vipera 5 CH**, 5 granules de chaque, matin et soir.

• En cas d'hémorroïdes, prendre :

— **Muriatic acidum 5 CH**, 5 granules 3 fois par jour ;

— et **Sepia composé**, 15 gouttes 3 fois par jour avant les repas ; ce médicament peut être pris pendant toute la grossesse.

■ Préparer l'accouchement

• Contre le trac, prendre chaque soir, les 15 derniers jours, 5 granules de l'une des indications suivantes en fonction de l'humeur :

— **Gelsemium 15 CH**, si la peur de l'accouchement vous paralyse ;

— **Pulsatilla 15 CH**, si la perspective d'accoucher provoque des crises de larmes ;

— **Ignatia 15 CH**, si vous vous sentez surexcitée et d'humeur très instable alternant fous rires et larmes.

• Pour préparer le travail, prendre systématiquement : **Actea racemosa 9 CH** et **Caulophyllum 9 CH**, 5 granules 2 fois par jour les 10 derniers jours de la grossesse.

■ Allaitement

• En cas d'insuffisance de montée laiteuse, prendre : **Ricinus communis 5 CH**, 5 granules 2 fois par jour les 2 premiers jours.

• Si les seins sont engorgés, rouges, douloureux, prendre pendant 24 heures en attendant de consulter : **Belladonna 9 CH** et **Bryonia 9 CH**, 5 granules en alternance toutes les heures.

• Contre les crevasses, et à titre préventif :

— appliquer systématiquement après chaque tétée de la **Pommade au Castor equi ;**

— prendre **Nitric acidum 5 CH** et **Graphites 15 CH**, 5 granules 4 fois par jour de chaque médicament.

■ Fatigue pendant la grossesse et l'allaitement

• Prendre systématiquement pendant les 3 derniers mois de la grossesse et pendant la durée de l'allaitement :

— **China 9 CH**, 5 granules 2 fois par jour ;
— **Silicea 15 CH**, 1 dose par semaine ;
— **Sativol®**, 1 mesure 2 fois par jour.

Cystites et infections urinaires à répétition

On appelle infection urinaire la présence de microbes dans les voies urinaires. Les mictions douloureuses et fréquentes en sont les symptômes les plus connus, mais ne sont pas toujours présents.

On appelle cystite la douleur de la vessie se traduisant par l'envie fréquente d'uriner et la douleur se manifestant avant, pendant ou après la miction.

L'apparition de fièvre, de frissons ou de douleurs dans les reins doit faire craindre une atteinte rénale.

Une infection urinaire peut s'accompagner de cystite mais une cystite, même très douloureuse, n'est pas forcément synonyme d'infection ; elle peut être simplement une inflammation aiguë sans microbes.

La récidive de cystite ou d'infection doit faire rechercher, par des analyses, un microbe résistant et par des examens radiologiques, une cause organique en particulier une malformation ou la présence de calculs.

Toutefois, très souvent, chez la femme en particulier, le bilan ne montre aucune cause et les traitements antibiotiques se succèdent sans empêcher les récidives.

Le traitement homéopathique associera des médicaments symptomatiques de douleur et d'infection, et des médicaments de terrain pour traiter les récidives.

Ce que le médecin homéopathe voudra savoir

■ Définir les symptômes exacts

• La douleur se manifeste :
— dans la vessie,
— dans les reins,
— en permanence,
— avant la miction,
— pendant la miction,
— après la miction ?
• L'aspect des urines :
— clair,
— trouble,
— sanglant ?
• La fièvre est :
— élevée,
— modérée,
— avec des frissons ?

■ Les circonstances déclenchantes

C'est parfois le temps le plus important de l'interrogatoire. En effet, c'est le diagnostic de la circonstance déclenchante qui permettra de prescrire le bon médicament, comme souvent en homéopathie :
— contrariété, émotion,
— rapport sexuel,
— règles,
— froid,
— écarts alimentaires,
— problèmes digestifs ?

■ Le terrain

Comme toujours, le médecin vous interrogera minutieusement sur vos antécédents familiaux et personnels en insistant particulièrement sur l'histoire de vos infections :

— quand ont-elles commencé ?
— à la suite de quoi ?
— quels en sont le rythme, la fréquence ?

Situations rencontrées

■ Il s'agit essentiellement d'une inflammation aiguë de la vessie.

Cette inflammation s'accompagne de douleurs violentes au cours de la miction (on dit cystalgie à urines claires). L'absence de microbes à l'analyse confirme qu'il s'agit bien d'un problème lié à la sensibilité et au terrain de la femme.

Le traitement s'appuie à la fois sur des médicaments d'action locale comme Cantharis 9 CH, sur des médicaments de fond, très souvent Sepia 15 CH, et sur la recherche d'une circonstance déclenchante : parfois d'ordre émotif Ignatia 15 CH, Staphysagria 15 CH ou hormonale dans le cas des cystites survenant juste avant les règles Folliculinum 30 CH (1 dose les 10e et 20e jours du cycle).

■ Les infections reviennent régulièrement et alternent avec d'autres maladies.

Notamment des maladies digestives, de peau ou des épisodes de fatigue ; souvent les infections surviennent à la suite d'erreurs de régime alimentaire (colites avec constipation) ou de boissons trop peu abondantes, surtout quand il fait chaud.

Parfois les infections surviennent aussi lors d'un épisode de fatigue et il est difficile de savoir si c'est la fatigue qui occasionne l'infection ou l'inverse.

Quoi qu'il en soit, ces infections périodiques sont la marque d'un terrain que l'on peut efficacement soigner avec des médicaments tels que Sulfur, Lycopodium, Natrum muriaticum, par exemple.

■ **Les infections s'enchaînent les unes derrière les autres.**

À peine l'antibiotique fini, les symptômes reviennent ; en général, les analyses d'urines montrent la présence d'un colibacille classique (escherichia coli). S'il n'y a pas d'atteinte de l'état général et pas d'atteinte rénale (cas fréquent chez les personnes âgées), le traitement homéopathique est suffisant.

Les grands médicaments des infections chroniques traînantes tels Thuya 15 CH, Medorrhinum 15 CH, associés à des isopathiques de colibacilles ou des urines totales, viendront à bout de ces infections (le plus souvent 1 ou 2 doses par semaine, minimum 6 mois).

Mon expérience

Quand il y a le moindre doute d'infection rénale, autrement dit une fièvre élevée ou des douleurs dans les reins, le traitement antibiotique est urgent et indispensable : le traitement homéopathique aura sa place par la suite pour traiter le terrain.

Dans les cystites sans microbes, les résultats sont remarquables, en particulier lors des premiers rapports sexuels ; c'est ce que l'on appelle encore parfois « les cystites de la jeune mariée » ; le médicament Staphysagria 15 CH offre la double particularité d'avoir une bonne action anti-inflammatoire au niveau de la vessie et d'être par ailleurs un très bon médicament de suites d'émotions.

À noter que son action peut être préventive. Ce cas illustre la notion de globalité et d'unité de la thérapeutique homéopathique.

Enfin dans les infections tenaces, il est souvent utilisé avec succès des isopathiques, soit Colibacillinum 15 CH soit des isopathiques urinaires 15 CH, 5 granules chaque jour pendant plusieurs mois (minimum 6 mois), en espaçant les prises suivant l'amélioration.

Que faire en attendant de consulter votre médecin ?

■ Cystites aiguës

• Prendre systématiquement pendant 24 heures en attendant de consulter : **Cantharis 5 CH** et **Mercurius corrosivus 5 CH**, 5 granules en alternance toutes les heures.

• Si la cystite intervient à la suite d'un rapport sexuel, prendre **Staphysagria 15 CH**, 1 dose dès les premiers symptômes. Ce même médicament peut être pris de manière préventive avant les rapports sexuels si ceux-ci entraînent à chaque fois une cystite.

• Dans tous les cas, avant même d'avoir les résultats des analyses d'urines il faut prendre :

— **Colibacillinum 15 CH**, 1 dose ;

— **Sérum anticolibacillaire 3 DH**, 1 ampoule 3 fois par jour pendant 3 jours ;

— et la préparation pharmaceutique phytothérapique suivante : **Pilosella 1 DH, Vaccinum vitis idaea bourgeon 1 DH, Vaccinum myrtillus 1 DH**, à raison de 30 gouttes 3 fois par jour.

Consultez votre médecin :

L'apparition de fièvre, de frissons ou de douleurs lombaires doit vous inciter impérativement à consulter votre médecin.

▪ Infections urinaires

• Il y a suspicion d'infections urinaires chaque fois que les signes de cystites s'accompagnent de fièvre, de frissons ou de douleurs dans les reins.

• La récidive de ces infections peut être traitée par l'homéopathie ; en attendant de consulter votre médecin homéopathe vous pouvez prendre :

— **Colibacillinum 15 CH**, 1 dose 2 fois par semaine ;

— **Anilinum 30 CH**, 1 dose par semaine ;

— et la préparation suivante : **Pilosella 1 DH, Vaccinum vitis idaea bourgeon 1 DH, Vaccinum myrtillus 1 DH**, à raison de 30 gouttes 3 fois par jour.

• Les médicaments de terrain tels Thuya, Sepia, Lycopodium ou Sulfur sont prescrits en 15 CH, 1 ou 2 doses par semaine pendant au minimum 6 mois.

▪ Coliques néphrétiques

Le diagnostic n'est pas toujours facile à faire quand il s'agit de première crise. Voici donc quelques points de repère :

— la douleur se situe franchement d'un côté du dos ;

— la douleur descend nettement en tournant vers l'aine et la cuisse ;

— elle évolue par spasmes très violents, les femmes la comparent souvent aux contractions de l'accouchement ;

— la douleur n'est pas modifiée par le changement de position, contrairement à la plupart des douleurs rhumatismales.

• Prendre systématiquement dès les premiers symptômes :

— **Calcarea carbonica 30 CH**, 1 dose à renouveler 4 heures plus tard ;

— **Pareira brava DH** et **Colocynthis 5 CH**, 5 granules en alternance toutes les demi-heures en attendant de consulter.

Ce traitement homéopathique est remarquablement efficace et peut être également complété par des médicaments allopathiques antispasmodiques (Spasfon®).

Consultez votre médecin :

Radiologies et analyses d'urines confirmeront le diagnostic le plus rapidement possible.
Un traitement de terrain et des conseils alimentaires seront nécessaires par la suite.

La ménopause

On appelle ménopause l'arrêt définitif des règles aux alentours de la cinquantaine.

Cette interruption peut être brutale mais, le plus souvent, elle est précédée par une période d'irrégularité des cycles dits « préménopause » ou « périménopause ».

La postménopause est la période qui suit cet arrêt des règles.

La ménopause n'est pas, à proprement parler, une maladie mais une situation hormonale nouvelle entraînant de nombreux troubles d'adaptation.

La diminution des hormones féminines puis leur disparition vont être ressenties par tout l'organisme :

— les organes uro-génitaux : arrêt des règles, modifications des seins, sécheresse vaginale, incontinence urinaire ;

— la peau : sécheresse, perte d'élasticité, chute de cheveux ;

— les os et les articulations : déminéralisation, rhumatismes ;

— la circulation sanguine : hypertension, céphalées, bouffées de chaleur ;

— prise de poids ;

— le système nerveux : modification de l'humeur.

La variété et l'intensité des troubles sont liées à la sensibilité particulière et au terrain de chaque femme ; c'est la raison pour laquelle le traitement homéopathique s'appuie surtout sur les médicaments de fond des grands types féminins homéopathiques.

Ce que le médecin homéopathe voudra savoir

■ L'histoire de votre ménopause

• Si les règles sont arrêtées :
— à quel âge,
— progressivement,
— brusquement à la suite d'un événement, lequel ?
• Si les règles sont encore présentes :
— leur fréquence,
— sont-elles abondantes, hémorragiques ou, au contraire, très courtes et peu abondantes,
— quand les règles surviennent, même peu abondantes, soulagent-elles tous vos symptômes ou, au contraire, les aggravent-elles ?

■ Les symptômes qui confirment votre ménopause

• Les troubles des règles (si elles persistent) :
— hémorragiques,
— sang rouge ou noir ? caillots ?
— douleurs, quels caractères ? quelles localisations ?
• Les bouffées de chaleur :
— sèches ou humides,
— êtes-vous rouge ou pâle,
— ressentez-vous un battement dans le visage ou les tempes,
— à quelles heures ? dans quelles circonstances ?
• Les migraines :
— caractères,
— localisation ?

• Les douleurs articulaires ou du dos :
— à quels endroits,
— quelles sensations ?
• Les modifications de votre comportement :
— lassitude ou hyperactivité,
— abattement ou hyperexcitabilité,
— modification de la sexualité,
— troubles du sommeil ?

Tous ces renseignements vont permettre au médecin de choisir les médicaments symptomatiques les plus actifs mais également de découvrir votre personnalité réactionnelle, que l'interrogatoire général confirmera.

■ Définir le terrain

Les antécédents personnels et familiaux avec une attention particulière sur vos antécédents gynécologiques :
— âge des premières règles,
— comment s'est passée la puberté,
— présentiez-vous un syndrome prémenstruel,
— des règles douloureuses,
— comment se sont déroulées vos grossesses,
— comment avez-vous « récupéré » après les accouchements,
— avez-vous eu des fausses couches ?

Situations rencontrées

Classiquement, quatre types de situations se rencontrent : la périménopause aux règles irrégulières, la périménopause aux règles régulières hémorragiques, la ménopause intervenue subitement et la postménopause dépressive.

■ La périménopause est marquée par des règles irrégulières ou trop peu abondantes.

Il s'ensuit une sensation de congestion, marquée par des bouffées de chaleur, des troubles circulatoires et des sautes d'humeur qui sont en partie soulagés quand les règles, même peu abondantes, surviennent. Lachesis 9 CH, 5 granules par jour, est souvent le grand médicament de cette situation, de même que d'autres médicaments de terrain congestif tels Sulfur 15 CH ou Aurum 15 CH.

Le traitement sera poursuivi plusieurs mois (minimum 6 mois).

■ La périménopause est marquée par des règles régulières hémorragiques.

C'est l'insuffisance relative en progestérone qui provoque une hypertrophie de la muqueuse utérine ; dans ce cas, les médicaments homéopathiques préparés à partir d'hormones sont très efficaces, tels Folliculinum 30 CH, 1 dose par semaine et Luteinum 4 CH, 5 granules chaque jour pour traiter ce dérèglement hormonal. Les médicaments symptomatiques des règles hémorragiques seront également d'un grand recours. Ce traitement s'avère souvent suffisant pendant 1 ou 2 ans.

■ La ménopause est intervenue brutalement, d'un seul coup.

Parfois les règles s'arrêtent brusquement à la suite d'un événement brutal : accident, deuil, choc émotionnel intense, stress. Lachesis 15 CH sera presque systématiquement prescrit (5 granules par jour), mais tous les grands médicaments homéopathiques d'action profonde peuvent convenir, en particulier Natrum muriaticum 15 CH (suite de chagrin), Staphysagria 15 CH (suite de vexation) ou Ignatia 15 CH (suite d'émotion intense).

Le plus souvent ces médicaments sont conseillés en dose unique ou répétée 3 jours de suite.

■ La postménopause traîne et un état anxieux ou dépressif chronique s'est installé.

Les troubles psychiques peuvent être très variés, et leur traitement passe par l'analyse complète du terrain et de la personnalité de la femme concernée. Tous les grands médicaments homéopathiques peuvent être utilisés, en particulier Sepia 15 CH ou Aurum 15 CH, à raison de 1 dose hebdomadaire pendant plusieurs mois (minimum 6 mois).

Mon expérience

Les contre-indications au traitement hormonal classique de substitution, sa mauvaise tolérance ou simplement un refus de ce type de traitement conduisent de nombreuses femmes à entreprendre un traitement homéopathique.

Toutefois quelques questions précises se posent à chaque fois.

• La disparition des symptômes désagréables tels que les bouffées de chaleur est-elle rapide ? Le traitement sera d'autant plus efficace qu'il sera précoce et fondé sur le tableau réactionnel global de la femme. Comme dans la plupart des pathologies chroniques, le traitement symptomatique des bouffées, des céphalées ou des douleurs rhumatismales sera d'autant plus rapide que le traitement de fond traitera la sensibilité et le terrain de la femme.

• La prise de poids est-elle inévitable ? La prise de poids n'est pas une fatalité lors de la ménopause et elle est bien souvent le fait d'un traitement hormonal mal adapté ou mal supporté.

La prise de poids par infiltration est le résultat, chez une personne prédisposée, d'une réaction défavorable à un nouvel événement, ici au nouvel état hormonal et au choc psychologique qu'il peut entraîner.

Cette prédisposition peut être détectée dans les antécédents de la femme en recherchant sa disposition à prendre du poids avant chaque cycle, pendant les grossesses, sa capacité à développer des verrues et des tumeurs bénignes tels des kystes et des fibromes. Ce diagnostic conduit à l'usage de médicaments spécifiques, tel Thuya (15 CH, 1 ou 2 doses par semaine pendant au moins 6 mois).

• La sécheresse vaginale et les troubles sexuels qui s'ensuivent peuvent-ils être évités ?

Les médicaments homéopathiques tels que Folliculinum 4 CH (5 granules par jour aussi longtemps que nécessaire) peuvent s'avérer très efficaces rapidement, sinon il est conseillé de recourir à une hormonothérapie locale sous forme d'ovules, parfaitement associée au traitement homéopathique.

• Le risque de l'ostéoporose existe-t-il ? Le risque d'ostéoporose est souvent présenté comme la justification sans appel du traitement hormonal systématique et obligatoire.

Ce risque concerne environ 15 % des femmes et il peut être dépisté d'abord par la recherche de facteurs prédisposants :

— la sédentarité,

— l'alcoolisme,

— le tabagisme,

et grâce aux examens comme la densitométrie osseuse.

Cette déminéralisation touche essentiellement la colonne vertébrale, et se manifeste par des douleurs dorsales liées à des fractures et des tassements des corps vertébraux.

Dans la pratique, si le risque est très élevé, le traitement hormonal s'impose, le traitement homéopathique sera complémentaire et favorisera une bonne minéralisation. Si le risque est moyen ou faible, c'est-à-dire dans la grande majorité des cas, le traitement homéopathique associé alors à une bonne activité physique et à des compléments nutritionnels est suffisant pour prévenir les conséquences néfastes des chutes (col du fémur, poignet, épaule).

• Les risques cardio-vasculaires sont-ils à craindre ? Ils sont liés à un terrain personnel ou familial connu et sont aggravés par la ménopause. Des traitements homéopathiques spécifiques de ces terrains existent (voir homéopathie et maladies cardio-vasculaires) et sont prescrits sous couvert d'une surveillance cardiologique régulière.

• Les risques de cancer existent-ils ? D'abord le traitement homéopathique ne présente aucun danger et n'a aucune incidence sur le risque de cancer des seins ou de l'utérus. En revanche, le traitement homéopathique ne dispense pas d'une surveillance régulière : examen clinique complet (mammographie, frottis, etc.).

• Les fuites urinaires sont-elles inévitables ? Elles interviennent souvent à cette époque et nécessitent une rééducation spécifique. Cette dernière peut être associée de manière très appréciable à des médicaments tels Sepia 9 CH et Causticum 15 CH, 5 granules de chaque à prendre quotidiennement.

• La chute des cheveux est-elle à redouter ? Encore un problème rencontré à cette période. L'homéopathie propose des médicaments comme : Thallium sulfuricum 9 CH et Selenium 9 CH, 5 granules de chaque, à prendre quotidiennement et des compléments vitaminiques pendant de longues périodes (3 mois minimum). On note de très bons résultats.

Que faire en attendant de consulter votre médecin ?

▪ Bouffées de chaleur

• Prendre tant que les bouffées de chaleur persistent :

— si elles sont sèches : **Sanguinaria 5 CH** et **Aconit 9 CH**, 5 granules en alternance, au rythme des bouffées ;

— si elles sont humides : **Belladonna 9 CH** et **Amyl nitrosum 5 CH**, 5 granules en alternance, au rythme des bouffées.

Prendre également, et en fonction des circonstances d'apparition, l'une des prescriptions suivantes.

• Émotion. Prendre 5 granules chaque jour de :

— **Ignatia 15 CH**, si les bouffées interviennent à la suite d'excitations ou d'émotions ;

— **Gelsemium 15 CH**, si les bouffées interviennent à la suite de peurs ou dans un contexte d'appréhension ou de trac ;

— **Stramonium 15 CH**, si les bouffées interviennent la nuit à l'occasion de rêves anxieux ou de cauchemars.

• Digestion. Prendre 5 granules avant les repas de :

— **Lycopodium 5 CH**, si les bouffées se manifestent tout de suite après le repas :

— **Nux vomica 5 CH**, si les bouffées se font sentir 2 heures après le repas.

• Alternance pâleur et bouffées. Prendre 5 granules par jour de : **Ferrum phosphoricum 9 CH.**

Les médicaments de fond prescrits par votre médecin : Lachesis, Sepia ou Sulfur sont pris de manière quotidienne ou 3 fois par semaine pendant un minimum de 3 mois.

Comme toujours la prise des médicaments est espacée dès l'amélioration et stoppée à l'arrêt des symptômes.

■ Douleurs articulaires

• L'arthrose, les douleurs du dos et des articulations s'aggravent souvent au moment de la ménopause ; la raideur articulaire surtout le matin au lever et l'aggravation à l'humidité conduisent à prendre systématiquement par cure de 15 jours : **Rhus toxicodendron 9 CH** et **Radium bromatum 9 CH**, 5 granules de chaque médicament, tous les jours.

• Prendre également : **Kalium carbonicum 9 CH**, 5 granules chaque jour, pour une personne lasse, frileuse, se plaignant de faiblesse au niveau des vertèbres lombaires ;

— ou **Natrum sulfuricum 9 CH**, 5 granules chaque jour, chez une personne qui a tendance à une prise de poids très importante, en particulier de la cellulite au niveau du ventre et des jambes.

■ Ostéoporose

• Prendre systématiquement 1 dose 2 fois par semaine de :

— **Silicea 15 CH** pour des personnes maigres et frileuses ;

— ou **Calcarea carbonica 15 CH**, pour des femmes bien en chair, ayant tendance à la prise de poids.

Dans les deux cas, le traitement doit être pris pendant plusieurs années, par exemple par cures de 3 mois espacées de pauses de 1 mois.

Dans les deux cas, ajouter :

— **Osteocynesine**®, 2 comprimés à croquer matin et soir ;

— **Bioptimum complément minéral osseux**®, 2 comprimés matin et soir.

Ces deux spécialités peuvent être prises par cures de 3 mois 2 fois par an.

Bien sûr, des examens complémentaires sont recommandés : dosages dans le sang et les urines du calcium et du phosphore, examens radiologiques (densitométrie osseuse) à effectuer régulièrement.

L'exercice physique, la pratique régulière d'un sport, de gymnastique, des massages et des séances de rééducation constituent également des atouts indispensables à la prévention de l'ostéoporose.

La peau

Homéopathie et dermatologie

Qu'il s'agisse d'eczéma, d'urticaire, de verrues, d'acné ou de suppurations, la particularité évidente des lésions dermatologiques est d'être visible et donc examinable sans appareil particulier.

Sans prétendre faire un diagnostic, chacun peut donc noter :

— l'endroit où se situe la lésion,

— son aspect.

Par ailleurs, en dehors des plaies accidentelles, brûlures, piqûres d'insectes ou des maladies éruptives des enfants, un terrain particulier semble responsable de l'apparition ou de la réapparition (récidive) de ces lésions.

Comme le plus souvent avec l'homéopathie, le traitement aura donc deux facettes : des médicaments symptomatiques des lésions et des médicaments du terrain de l'individu qui présente ces maladies.

Ce que votre médecin homéopathe voudra savoir

• La localisation des lésions :
— leur endroit exact,
— leur étendue ?
• L'aspect de ces lésions :
— rougeur,
— œdème,
— épaississement de la peau,
— fissure,
— suintement,
— desquamation, fine ou large,
— verrues, kystes,
— abcès, boutons, vésicules ?
• Quelles sensations provoquent-elles :
— rien,
— brûlures,
— élancements, battements,
— sensation de piqûre,
— démangeaisons ?
• Qu'est-ce qui améliore, aggrave ou déclenche la lésion ou les sensations :
— le chaud, le froid,
— l'horaire,
— certains aliments,
— émotions, contrariétés, lesquelles,
— les cycles gynécologiques ?
• Le début des lésions :
— à quel âge,
— dans quelles circonstances,
— rapide ou progressif ?

• Comment évoluent vos lésions dans le temps :
— périodiques,
— par poussées,
— continues ?
• Vos antécédents personnels et familiaux en particulier :
— sur le plan dermatologique,
— sur le plan allergique ?
• Un interrogatoire et un bilan clinique général complètent l'examen.

Situations rencontrées

■ Eczéma, urticaire

La maladie évolue par poussées plus ou moins régulières. Démangeaisons, aggravation à la chaleur complètent le tableau, un terrain allergique personnel ou familial est généralement retrouvé. Le traitement (pendant au minimum 6 mois) sera celui du terrain, on prescrira le plus souvent : Sulfur, Lycopodium, Arsenicum album ou Natrum muriaticum en haute dilution (15 CH, 1 dose par semaine) avec, en complément, des médicaments symptomatiques choisis sur l'aspect ou la localisation ; ces derniers sont pris en 5 CH, 5 granules 2 à 4 fois par jour, en fonction du caractère aigu des lésions.

■ Verrues, végétations ou « molluscums » (petites verrues multiples comme des petits boutons)

Ces manifestations s'installent, en revanche, progressivement et durablement. Elles témoignent d'une réaction d'adaptation à des événements, modifiant l'immunité, comme une vaccination, certains traitements (cortisone, en particulier) ou des stress. Le médicament de fond Thuya 15 CH, 1 dose par semaine, est presque systématiquement prescrit pendant 1 à 3 mois, Medorrhinum

15 CH et Staphysagria 15 CH, 1 fois par semaine, quand il s'agit de verrues ou condylomes génitaux.

Les médicaments symptomatiques, en particulier Antimonium crudum 5 CH, sont très efficaces contre les verrues épaisses et cornées comme les verrues plantaires et pris à raison de 5 granules 2 fois par jour pendant 2 ou 3 mois.

■ Acné, boutons et abcès

Ils peuvent apparaître soit de manière périodique (acné au moment des règles) soit en alternance avec d'autres maladies, furoncles alternant avec « crises de foie » ou allergie. Le médecin prescrit alors (pendant au minimum 6 mois) les médicaments de fond : Sulfur, Lycopodium ou Natrum muriaticum (en doses hebdomadaires en 15 CH) complétés par les médicaments symptomatiques sélectionnés selon l'aspect et la localisation.

Notons cependant que l'acné, tout comme les infections cutanées, peut persister, les kystes et les suppurations s'installer de manière désespérante. Le traitement associe alors des médicaments de suppuration, en particulier Hepar sulfur 15 CH et des médicaments du terrain chronique : Thuya, Silicea principalement (prescrits en doses hebdomadaires en 15 CH).

■ Maladies accidentelles : brûlures, coupures, piqûres

Elles sont indépendantes, bien sûr, du terrain et c'est essentiellement sur l'aspect de la lésion que se choisit le médicament.

Mon expérience

Sans aller jusqu'à dire que la peau est le miroir de l'âme ou comme Paul Valéry que : « le plus profond, c'est la peau », il faut néanmoins reconnaître que les émotions et l'humeur sont très impliquées dans les maladies de la peau. Eczéma, urticaire, psoriasis évoluent par poussées souvent déclenchées par des stress de tous ordres ; traiter une maladie de peau, c'est donc aussi traiter une sensibilité et rechercher des médicaments qui ont une double action, dermatologique et émotive, les plus caractéristiques sont à ce titre : Arsenicum album, Lycopodium ou Natrum muriaticum.

En ce qui concerne les acnés, abcès et infections cutanées, le traitement de la suppuration se montre remarquablement efficace, ce qui n'empêche pas que le traitement homéopathique doit le plus souvent être complété par des soins locaux (crèmes, lotions).

Le traitement des verrues s'avère aussi très efficace et il n'est pas rare de voir disparaître toutes les verrues dès le premier mois de traitement. De toute façon, ce dernier sera poursuivi 3 mois durant car si les verrues ont disparu rapidement, le terrain reste à soigner. Si elles ne sont pas parties, après un traitement de 3 mois, l'ablation à l'azote, au laser ou à la curette pour les « molluscums » peut être envisagée sans crainte de récidive.

■ Eczéma des nourrissons

Une situation particulière pose souvent des problèmes aux médecins et aux parents : c'est l'eczéma des nourrissons. Il apparaît entre 2 et 8 mois, particulièrement chez le nourrisson ayant des antécédents allergiques chez ses ascendants. Sa localisation sur le visage ou sa grande étendue sur le corps, l'aspect fissuré, suintant, ou le très important prurit qu'il provoque inquiètent les parents et les rendent impatients d'obtenir un résultat appréciable. Les crèmes à la cortisone sont volontiers employées et même si les parents réalisent que cette cortisone va à l'encontre du traitement de fond, il est difficile de la supprimer brutalement.

La clé du traitement homéopathique réside dans 4 pistes, qu'il convient le plus souvent de suivre simultanément :

— des médicaments de fond qui sont ceux du terrain atopique familial : Sulfur, Lycopodium, Calcarea carbonica, Arsenicum album ou Natrum muriaticum à donner avec prudence à dilutions progressives 7 puis 9 puis 15 CH, en s'arrêtant à la moindre aggravation ;

— des causes émotives qu'il convient de rechercher soigneusement : déménagement, problèmes familiaux, deuil d'un proche, frayeur, etc. ; des médicaments homéopathiques correspondent à chaque type de situation, par exemple : la peur d'être abandonné, laissé (Pulsatilla), un deuil (Arsenicum album), une frayeur (Gelsemium) ;

— la recherche d'un événement qui aurait touché la mère pendant sa grossesse : maladies, traitement, stress violents ;

— enfin le problème de l'alimentation est souvent soulevé et les parents sont tentés de changer de lait, voire de le supprimer. Même si l'arrêt du lait apporte parfois un soulagement, il est rare que ce soit la raison unique de l'eczéma.

Devant ce problème qui perturbe toute la famille, le médecin doit instaurer un climat de confiance et rassurer les parents.

Au caractère complexe de l'eczéma atopique des enfants, répond l'action multiple et globale du médicament homéopathique ; de plus traiter l'eczéma de ces enfants, c'est aussi traiter un terrain allergique qui, tôt ou tard, se manifestera de nouveau, *a fortiori* s'il a été nié et « rentré » par un traitement à base de cortisone exclusivement.

Que faire en attendant de consulter votre médecin ?

■ Abcès

• Appliquer localement une couche mince d'**Onguent K.L.C.®**, recouvert d'une compresse stérile.

• Prendre également **Hepar sulfur 15 CH**, 1 dose à répéter toutes les 6 heures 3 fois (soit, au total, 3 doses) ;

— ainsi qu'**Anthracinum 9 CH** et **Tarentula cubensis 9 CH**, 5 granules en alternance toutes les heures.

Consultez votre médecin :

Tous les abcès ou furoncles de la face, et en particulier ceux du sillon entre le nez et les joues, doivent être montrés à un médecin. Montrer également tout abcès qui ne se résorbe pas ou ne se vide pas au bout de 48 heures et si des signes généraux d'infection (fièvre ou ganglions) apparaissent.

■ Acné

Instaurer un traitement d'attaque avant de consulter votre médecin pour un traitement de fond.

Acné juvénile

• Appliquer localement : Ruboderm® matin et soir.

• Prendre systématiquement :

— **Sulfur iodatum 9 CH**, 5 granules par jour ;

— et **Kalium bromatum 9 CH**, 5 granules par jour, si l'adolescent présente des gros kystes infectés ;

— ou **Selenium 5 CH**, 5 granules chaque jour, si la peau est grasse avec des petits boutons situés surtout sur le front.

Terrain à traiter :

Le traitement de fond est indispensable.

Acné rosacée

• Il s'agit ici de l'association d'une couperose avec des rougeurs et des boutons (souvent à la ménopause ou chez les éthyliques) ; prendre :

— **Lachesis 9 CH**, 5 granules chaque jour,

— et **Arnica 9 CH** et **Sanguinaria 5 CH**, 5 granules de chaque, 2 fois par jour.

■ Allergie solaire, lucite

• Prendre de manière préventive dès la veille de l'exposition au soleil et continuer pendant les 10 premiers jours :

— **Apis 15 CH**, 5 granules chaque soir ;

— **Histaminum 9 CH**, 5 granules chaque matin.

• Si des boutons, des plaques rouges ou des démangeaisons apparaissent, prendre : **Muriatic acid 5 CH**, 5 granules 4 fois par jour.

Terrain à traiter :

Les allergies solaires ne sont pas, à proprement parler, des allergies au soleil mais des réactions allergiques à toutes sortes d'allergènes médicamenteux ou simplement alimentaires, qui se révèlent au soleil. Un traitement de fond de ce terrain allergique devra être installé avec votre médecin homéopathe. Le plus souvent, on retrouve Natrum muriaticum ou Sulfur comme médicaments de terrain.

■ Brûlures

• Dans tous les cas, passer le plus rapidement possible la partie brûlée sous l'eau froide pendant 10 minutes au minimum.

• Appliquer ensuite sur la brûlure de la pommade au Calendula.

• Si la brûlure est du premier degré (rougeur et sensation de cuisson), prendre également : **Belladonna 9 CH**, 5 granules 5 fois par jour pendant 24 heures.

• Si la brûlure est du deuxième degré (formation de cloques) prendre aussi **Belladonna 9 CH** et **Cantharis 9 CH**, 5 granules en alternance toutes les heures.

Les cloques peuvent être percées et la peau laissée en place.

Consultez votre médecin :

Toute brûlure du deuxième degré située sur les mains, le visage ou qui cicatrise mal après 3 ou 4 jours de traitement doit être montrée à votre médecin.

■ Cicatrisation

• Dans tous les cas, il faut masser la cicatrice 2 ou 3 fois par jour pendant 10 minutes avec de la pommade au Calendula.

• Pour prévenir des cicatrices hypertrophiques (ou chéloïdes), prendre aussi :

— **Graphites 9 CH**, 5 granules 3 fois par jour ;

— et **Thuya 15 CH**, 1 dose par semaine, pendant 2 mois minimum.

• Pour traiter une cicatrice inflammatoire et prurigineuse, prendre également **Fluoricum acidum 9 CH** et **Graphites 9 CH**, 5 granules 2 fois par jour, pendant 2 mois minimum.

• Contre les cicatrices d'acné, de zona ou de varicelle, adjoindre à la pommade au **Calendula : Antimonium tartaricum 9 CH**, 5 granules 2 fois par jour, pendant 2 mois minimum.

• Contre la douleur après une coupure ou une intervention chirurgicale, prendre : **Staphysagria 15 CH**, 5 granules 2 fois par jour.

■ Coup de soleil

• Prendre **Belladonna 9 CH** et **Rhus toxicodendron 9 CH**, 5 granules en alternance toutes les heures.

• Appliquer localement : de la pommade au **Calendula** ou **Cicaderma**®.

■ Coupures

• Appliquer localement : **Homeoplasmine**® ou **Cicaderma**®.

• Prendre aussi **Staphysagria 15 CH**, 5 granules 2 fois par jour, jusqu'à la cicatrisation et la complète disparition des douleurs.

■ Croûtes

• En attendant de consulter, appliquer localement de la pommade au **Mezereum 4 %.**

• Prendre, en outre, systématiquement **Mezereum 5 CH**, 5 granules 4 fois par jour.

• Prendre également :

— **Antimonium crudum 5 CH**, 5 granules 4 fois par jour s'il s'agit d'impétigo ;

— ou **Viola tricolor 5 CH** et **Oleander 5 CH**, 5 granules de chaque, s'il s'agit de croûtes sur la tête.

Terrain à traiter :

Un traitement de terrain doit être prescrit par votre médecin homéopathe en cas de récidive ou de croûtes rebelles.

■ Eczémas secs

• Localement hydrater la peau avec de la crème au **Calendula.**

• Prendre également : **Arsenicum iodatum 5 CH** et **Rhus toxicodendron 5 CH**, 5 granules 2 fois par jour.

■ Eczémas suintants

• Appliquer localement : **pommade Graphites 1 %.**

• Prendre aussi : **Graphites 5 CH**, 5 granules 4 fois par jour.

■ Fissures

• S'il s'agit de fissures aux jonctions cutanéo-muqueuses, commissures des lèvres ou anus, prendre : **Nitricum acidum 5 CH**, 5 granules 4 fois par jour.

• En cas de petites fissures éclatées du bout des doigts, prendre : **Petroleum 9 CH**, 5 granules 4 fois par jour.

■ Gerçures

• Appliquer localement : **Pommade au calendula ;**

— ou **Homeoplasmine**®.

• Prendre également : **Petroleum 9 CH**, 5 granules 4 fois par jour.

■ Piqûres

• Prendre : **Ledum palustre 9 CH** et **Arnica 9 CH**, 5 granules de chaque médicament, matin et soir.

Pour la prévention des piqûres d'insectes

• Prendre pendant la période à risques :

— **Ledum palustre 5 CH**, 5 granules chaque matin ;

— **Apis 15 CH**, 5 granules chaque soir.

Ce traitement est très actif contre les piqûres de moustique. En cas de piqûres de guêpe ou d'abeille, il faut prendre **Apis 15 CH**, 5 granules 3 ou 4 fois de suite et voir un médecin en urgence en cas d'œdème ou de malaise.

■ Urticaire

• Prendre : **Histaminum 15 CH**, 5 granules matin et soir.

• Prendre également :

— **Apis 15 CH**, 5 granules 4 fois par jour, en cas de plaques rouges provoquant des démangeaisons qui se calment avec le froid ;

— ou **Urtica urens 5 CH**, 5 granules 4 fois par jour, en cas de boutons provoquant des démangeaisons atténuées à la chaleur.

• Des facteurs émotifs peuvent être à l'origine de la poussée d'urticaire. Dans ce cas, le traitement efficace sera :

— **Ignatia 15 CH**, 5 granules 2 fois par jour, si l'urticaire suit une émotion forte ;

— **Staphysagria 15 CH**, 5 granules 2 fois par jour, si l'urticaire intervient à la suite d'une vexation ou d'un sentiment d'injustice.

Terrain à traiter :

Les causes de l'urticaire peuvent être multiples : alimentaires et souvent médicamenteuses, les recherches sont quelquefois longues...
Les poussées d'urticaire sont généralement liées à un terrain allergique et le traitement de fond s'avère le plus souvent indispensable.

▪ Verrues

• Contre les verrues plantaires, prendre : **Antimonium crudum 9 CH**, 5 granules matin et soir.

• Si les verrues sont douloureuses, ajouter :

— **Nitricum acidum 9 CH**, 5 granules 2 fois par jour ;

— et **Thuya 15 CH**, 1 dose par semaine.

• En cas de verrues planes, prendre :

— **Dulcamara 5 CH**, 5 granules matin et soir ;

— et **Thuya 15 CH**, 1 dose par semaine.

Le traitement doit être poursuivi 3 mois ; localement, on peut appliquer la pommade suivante que préparera votre pharmacien :

— **Teucrium scorodonia 3 %** teinture mère,

— **Euphorbia 3 %** teinture mère,

— **Thuya 3 %** teinture mère,

— **Cétaline**® 15 grammes.

■ Zona

• Dès les premiers symptômes, en attendant de consulter, prendre :

— **Vaccinotoxinum 15 CH**, 1 dose unique,

— **Arsenicum album 9 CH** et **Rhus toxicodendron 15 CH**, 5 granules en alternance toutes les 2 heures.

• Puis, en fonction de la localisation ou de l'aspect, prendre également :

— **Ranonculus bulbosus 9 CH**, 5 granules 4 fois par jour, s'il s'agit d'un zona thoracique ;

— **Croton 5 CH**, 5 granules 4 fois par jour, si les vésicules sont groupées en amas.

Consultez votre médecin :

Tous les zonas ophtalmiques doivent être impérativement montrés à votre médecin ou à un ophtalmologiste dans les plus brefs délais.

Herpès

L'herpès est une maladie virale qui se caractérise par des éruptions de vésicules brûlantes soit au niveau de la bouche ou du nez (virus de type I) soit au niveau des muqueuses génitales (virus type II).

La première poussée (primo-infection) est caractérisée par des signes infectieux nets : fièvre et ganglions douloureux. Pour certaines personnes, ce sera la seule et unique manifestation du virus dans leur vie ; pour d'autres, au contraire, des vésicules reviennent périodiquement et semblent être déclenchées par des événements comme le soleil, les règles, la fièvre (le bouton de fièvre) ou le stress. Chaque poussée démarre d'abord par un œdème piquant puis viennent la ou les vésicules et enfin les croûtes.

Le traitement homéopathique est très efficace tant sur le plan symptomatique que sur les récidives mais, comme toujours, l'efficacité du traitement est liée à l'action du traitement du terrain.

Ce que le médecin homéopathe voudra savoir

• La localisation des lésions :
— la bouche ou le nez,
— les organes génitaux,
— d'autres endroits du corps (fesses, dos, membres) ?
• L'aspect des lésions :
— grosse vésicule unique,
— plusieurs vésicules côte à côte,
— plusieurs petites vésicules groupées en grappes,
— croûtes ?
• Le caractère des douleurs :
— prurit,
— piquantes,
— brûlantes ?
• Les circonstances déclenchantes de vos crises :
— la fièvre, rhino-pharyngite, grippe,
— le soleil,
— les règles,
— le stress ?
• Le terrain :
— le rythme et la fréquence de vos crises,
— vos antécédents personnels et familiaux,
— et, bien sûr, l'interrogatoire général permettant de connaître votre sensibilité.

Situations rencontrées

▪ Les poussées d'herpès au coin des lèvres (labial)

Elles se manifestent à la suite d'événements précis bien repérables, comme le soleil, les fièvres ou le stress, et alternent avec d'autres maladies dermatologiques, allergiques ou générales. Elles sont une des manifestations de terrain qui se traitent avec des médicaments de fond tels Sulfur, Lycopodium, Arsenicum album et, dans les cas d'herpès labial solaire, particulièrement Natrum muriaticum.

▪ Les poussées d'herpès génital

Elles surviennent soit à chaque cycle avant ou pendant les règles soit à l'occasion d'émotions ou de contrariétés.

La localisation génitale et le caractère récidivant, voire désespérant, indiquent Thuya ou Medorrhinum et très souvent Sepia, dont les caractéristiques correspondent très bien à la plupart des cas d'herpès génital.

Le déclenchement à la suite d'un stress indique des médicaments comme Staphysagria ou Ignatia.

Les médicaments de terrain sont prescrits, en général, par doses hebdomadaires en 15 CH pendant au moins 6 mois.

Dans ces deux cas, les médicaments symptomatiques seront donnés à chaque crise et choisis sur la localisation et l'aspect des lésions.

Mon expérience

L'homéopathie se montre très efficace dans le traitement des poussées d'herpès.

Le traitement de fond est donné pendant une période allant de 6 mois à 1 an. Progressivement, on constate que les crises sont de moins en moins intenses et surtout qu'elles réagissent de mieux en mieux au traitement symptomatique.

Une bonne technique consiste à donner dès les premiers symptômes (œdème piquant) Apis 15 CH, 5 granules 4 ou 5 fois dans les 3 premières heures, puis Rhus toxicodendron 15 CH, 1 dose à renouveler 8 heures plus tard ; et enfin les médicaments choisis en fonction des particularités de la crise.

Les premières fois, le traitement est peu efficace et souvent les patients se désespèrent. Les crises diminuent en intensité, et, progressivement, la simple prise d'Apis 15 CH et de Rhus toxicodendron 15 CH suffit à stopper l'épisode.

Secondairement les crises s'espacent et disparaissent.

C'est un phénomène que nous constatons avec de nombreuses maladies chroniques, migraines, allergies respiratoires, par exemple.

L'efficacité du traitement de fond et du traitement symptomatique n'empêche pas l'usage d'un traitement externe homéopathique (Labiacalm®) ou allopathique (Zovirax®).

Que faire en attendant de consulter votre médecin ?

• Dès les premiers symptômes (œdème avec sensation de piqûre) prendre : **Apis 15 CH**, 5 granules à répéter 3 ou 4 fois pendant les 2 premières heures.

• Prendre ensuite :

— **Rhus toxicodendron 15 CH**, 1 dose à répéter 6 heures plus tard ;

— appliquer localement : **Labiacalm**®, 1 application toutes les 6 heures.

Si l'herpès se déclare, prendre l'une des prescriptions suivantes en fonction de la manifestation.

• À la lèvre comme un bouton de fièvre (grosse vésicule remplie d'un liquide jaune) : **Cantharis 5 CH**, 5 granules toutes les 2 heures.

• À la lèvre, en amas de petites vésicules : **Rhus vernix 5 CH**, 5 granules toutes les 2 heures.

• Génital chez la femme, en amas avec une sensation de brûlure : **Croton 5 CH**, 5 granules toutes les deux heures.

• Génital chez l'homme comme des ulcérations brûlantes : **Borax 5 CH**, 5 granules toutes les 2 heures.

Terrain à traiter :

Le caractère récidivant de l'herpès rappelle que ses poussées sont l'expression d'un terrain chronique et que le traitement de fond sera primordial.
Tout herpès à l'œil doit être montré à votre médecin très rapidement.

Consultez votre médecin :

La primo-infection herpétique de l'enfant ou premier contact avec le virus de l'herpès se traduit souvent chez l'enfant par une infection très importante au niveau de la bouche et de la gorge avec de très nombreuses vésicules. On notera une fièvre élevée avec des ganglions et une atteinte de l'état général. L'enfant doit être vu rapidement par le médecin ; en attendant il faut lui donner : Mercurius corrosivus 9 CH et Arsenicum album 9 CH, 5 granules en alternance toutes les heures.

Tête et nerfs

Vous devez consulter en cas de céphalées, de migraines à répétition, d'anxiété, de spasmophilie, d'état dépressif ou de troubles du sommeil et enfin pour cesser de fumer.

Céphalées et migraines

En théorie, il s'agit de deux maladies bien différentes. Céphalée signifie mal à la tête en général et la migraine correspond à des douleurs de la moitié de la tête (hémicranie) s'accompagnant le plus souvent de nausées, de vomissements ou de troubles visuels.

Si la migraine semble généralement liée à des problèmes digestifs ou émotionnels dans un contexte de terrain familial, les céphalées peuvent avoir de nombreuses origines, neurologiques, circulatoires (hypertension), ophtalmologiques, ORL (sinusite) ou arthrose cervicale qui doivent être explorées par un bilan complet.

Dans les deux cas, ce bilan est le plus souvent négatif. En pratique les patients se plaignent indifféremment de maux de tête, de douleurs aux yeux, de douleurs cervicales, de sinusites ou de migraines ; peu importe, la consultation homéopathique ne cherche pas à donner un nom de maladie au patient mais cherche à décrire précisément sa souffrance, ses réactions personnelles et son terrain.

Ce que le médecin homéopathe voudra savoir

▪ Définir précisément la crise

• Où avez-vous mal :
— côté droit, côté gauche,
— sur le front, les tempes, la nuque, le dessus de la tête ?
• Quel trajet emprunte la douleur :
— d'avant en arrière ou inversement,
— elle passe d'un côté à l'autre ?
• Comment avez-vous mal :
— comme un battement,
— comme un élancement,
— comme une brûlure,
— comme un bandeau serré,
— comme un éclatement,
— comme un clou ou une vrille ?
• Quels sont les horaires de la crise :
— à quelle heure débute-t-elle,
— à quelle heure est-elle maximale,
— à quelle heure s'arrête-t-elle ?
• Qu'est-ce qui améliore ou aggrave la crise :
— la position couchée ou debout,
— le mouvement ou l'immobilité,
— l'alimentation,
— le froid ou le chaud,
— le besoin d'être dans le noir ?
• Dans quelles circonstances se déclenchent les crises :
— l'apparition des règles,
— la prise de certains aliments,
— les excès de table,
— les contrariétés, les émotions ?

• De quels autres symptômes s'accompagne la crise :
— nausées,
— vomissements,
— acidité,
— troubles visuels (migraines ophtalmiques) ?
• Quel est votre comportement pendant la crise :
— abruti,
— hypersensible,
— agité ?

■ L'évolution des crises dans le temps :

— à quel âge ont-elles commencé ?
— dans quelles circonstances ?
— leur rythme et leur fréquence ?
— alternent-elles avec d'autres maladies ?

■ Le terrain

Comme toujours sont importants les antécédents familiaux et personnels quant à la digestion, la peau, les règles, la circulation sanguine, les articulations, le sommeil, le comportement, sans oublier les réactions aux climats, aux saisons pour bien cerner votre personnalité.

Bien souvent, la description de votre crise, de votre comportement et de ses circonstances déclenchantes suffit à dévoiler votre sensibilité et votre terrain ; l'interrogatoire général ne fait que confirmer ce diagnostic.

Situations rencontrées

■ Les céphalées ou migraines s'accompagnent de troubles digestifs.

Soit elles apparaissent lors d'excès alimentaires, soit à la suite d'intolérances à tel ou tel aliment.

Quand céphalées et migraines sont chroniques, le traitement de fond s'appuie sur les grands médicaments de fond digestifs tels Lycopodium, Sepia, Nux vomica et sur des médicaments spécifiques de l'intolérance à tel ou tel aliment.

■ Les céphalées et migraines apparaissent au moment des règles.

Les migraines dites ophtalmiques, c'est-à-dire s'accompagnant de troubles visuels sont souvent rencontrées avant ou au début des règles ; elles réagissent très bien à Cyclamen 15 CH, 1 dose 2 ou 3 jours avant les règles.

Ce traitement sera complété par des médicaments de fond du terrain gynécologique, tels Sepia, Lachesis, Pulsatilla.

■ Les céphalées et migraines sont d'origine circulatoire.

Elles sont marquées par des battements et un état congestif au niveau de la tête et de la face. Il faut, dans ce cas, faire vérifier la tension artérielle au repos et au cours des crises. Les médicaments symptomatiques seront efficaces au moment de la crise, et les médicaments de fond comme Sulfur, Lachesis ou Aurum sont indispensables.

■ Les céphalées et migraines s'accompagnent de douleurs cervicales.

De nombreuses céphalées sont liées à l'arthrose cervicale, en particulier celles dont le trajet part de la nuque ou celles du matin au réveil qui passent par le mouvement et l'échauffement. Rhus toxicodendron 15 CH, 5 granules au coucher, sera un bon médicament complémentaire d'un traitement ostéopathique ou kinésithérapique bien conduit.

Parfois cette douleur cervicale intervient au moment des règles et Actea racemosa 15 CH sera alors le bon médicament (5 granules le soir les 8 derniers jours du cycle).

■ Les céphalées et migraines surviennent dans un contexte émotif

En pratique deux cas se présentent :

— soit les troubles surviennent à l'occasion d'une émotion ou d'une contrariété et seront soulagés par Ignatia, Gelsemium, Staphysagria ;

— soit les troubles apparaissent à l'occasion d'un surmenage nerveux ou intellectuel, et les maux de tête sont alors chroniques et nécessitent la prise de Kalium phosphoricum ou Ferrum phosphoricum.

Les médicaments de terrain sont prescrits en général par dose hebdomadaire en 15 CH pendant plusieurs mois.

Mon expérience

Le traitement des céphalées et migraines passe d'abord par un bilan très complet et par la recherche d'une cause ; il faut d'abord éliminer les grandes causes classiques neurologiques (heureusement rares), ophtalmologiques (fréquentes chez les enfants et chez les personnes travaillant sur écran d'ordinateur), éliminer une sinusite ou un problème dentaire.

Une consultation ostéopathique s'avère également utile pour compléter le diagnostic.

Une question souvent posée est celle de l'utilisation des médicaments symptomatiques : faut-il les prendre au moment de la crise ? C'est souvent sans résultat. Quant à les prendre systématiquement, c'est fastidieux et généralement sans amélioration.

La bonne technique consiste à les prendre de manière préventive, juste avant que la crise ne se déclenche quand on en connaît les facteurs déclenchants : règles, situations stressantes, certains aliments, excès ou alors quand on sait que les migraines surviennent à date fixe, tous les dimanches, par exemple.

Quoi qu'il en soit, c'est le traitement de fond qui rendra les crises moins fortes, plus sensibles aux traitements symptomatiques et dans un deuxième temps moins fréquentes. Le surmenage intellectuel ou émotif est souvent une cause de maux de tête chez les jeunes et les médicaments homéopathiques seront très actifs.

Bien sûr, l'usage de médicaments allopathiques contre la douleur au moment des crises n'est pas contre-indiqué avec l'homéopathie, et le traitement de fond permet de constater que leur usage diminue progressivement.

J'ai souvent entendu dire par des patients qui avaient été guéris grâce à un traitement homéopathique : « Oui, il m'arrive encore parfois d'avoir mal à la tête, mais je prends un peu d'aspirine et ça passe très vite », « comme tout le monde ». Ces réflexions illustrent le fait que la santé pour le médecin homéopathe n'est pas l'absence de symptômes mais la capacité de l'organisme de réagir simplement à ceux-ci.

Le médicament homéopathique ne supprime pas un symptôme mais aide l'organisme à retrouver son équilibre par lui-même.

Que faire en attendant de consulter votre médecin ?

■ Migraines avec troubles digestifs

• Prendre : **Iris versicolor 5 CH** et **Kalium bichromicum 5 CH**, 5 granules en alternance toutes les heures en espaçant les prises en fonction de l'amélioration.

Terrain à traiter :

Ces migraines interviennent dans le contexte d'un terrain dit « hépatique », que votre médecin devra traiter.

■ Migraines avec troubles visuels

• Prendre :

— **Gelsemium 15 CH**, 5 granules dès les premiers symptômes à répéter toutes les heures,

— et **Cyclamen 15 CH**, 1 dose en prévention, si la migraine apparaît toujours avant les règles.

■ Maux de tête à la suite d'excès alimentaires

Ces maux de tête font souvent suite à une indigestion ou ce que l'on nomme familièrement la « gueule de bois ».

• Prendre systématiquement : **Nux vomica 5 CH**, 5 granules à répéter 2 ou 3 fois dans la journée.

Ce médicament peut être utilisé préventivement, par exemple avant un réveillon ou un repas de fête qui s'annonce copieux ou bien arrosé.

• Les maux de tête sont parfois dus à une intolérance à certains aliments ; prendre alors l'un des médicaments indiqués ci-dessous en 9 CH, 5 granules avant et après le repas :

— avec les huîtres : **Lycopodium,**
— avec le vin : **Zincum,**
— avec le gras et les sauces : **Pulsatilla,**
— avec le chou : **Kalium bichromicum.**

■ Maux de tête au moment des règles

• Avant les règles, prendre :
— **Cyclamen 15 CH**, 1 dose 2 ou 3 jours avant les règles,
— et **Lachesis 15 CH**, 5 granules chaque soir, les 8 jours qui précèdent les règles.

• Pendant les règles, prendre **Actea racemosa 15 CH** et **Zincum 9 CH**, 5 granules de chaque, le soir si les maux de tête surviennent avec les règles et s'accompagnent d'une forte raideur du cou.

■ Maux de tête avec congestion circulatoire

• Prendre : **Belladonna 9 CH** et **Sanguinaria 9 CH**, 5 granules en alternance toutes les heures.

Consultez votre médecin :

Dans ce cas, vous devez consulter votre médecin pour faire vérifier votre tension artérielle.

■ Maux de tête par surcroît de fatigue nerveuse, de travail ou de soucis

• Si vous êtes fatigué avec des maux de tête le soir, dus à des soucis, un excès de travail intellectuel ou une préparation d'examen, prendre : **Kalium phosphoricum 9 CH** et **Phosphoricum acidum 9 CH**, 5 granules de chaque, 2 fois par jour pendant 15 jours minimum.

▪ Maux de tête et fatigue oculaire

• Après un travail sur ordinateur ou une séance de rééducation chez l'orthoptiste, prendre **Ruta 5 CH** et **Arnica 9 CH**, 5 granules de chaque, à répéter 2 ou 3 fois.

▪ Maux de tête après traumatisme crânien

• Quand ces douleurs traînent longtemps après l'accident, accompagnées d'un sentiment d'anxiété, prendre :
— **Arnica 15 CH**, 1 dose 3 soirs de suite
— et **Natrum sulfuricum 15 CH**, 1 dose 3 matins de suite.

▪ Maux de tête à la suite d'émotions

• Quand la douleur vrille « comme un clou » à la suite d'une émotion malheureuse ou joyeuse, prendre : **Ignatia 15 CH**, 1 dose unique.

▪ Maux de tête et douleurs cervicales

• Prendre **Rhus toxicodendron 9 CH** et **Actea racemosa 9 CH**, 5 granules de chaque, 2 fois par jour.

Stress, anxiété, spasmophilie

Rares sont les patients qui viennent consulter en se déclarant d'emblée anxieux ; il faut donc savoir retrouver l'anxiété dissimulée sous de nombreuses plaintes : fatigue, lassitude, malaises variés, spasmophilie, tétanie, mauvais sommeil, troubles de l'appétit, perturbation de la libido ou tout simplement l'impression de « n'être pas en forme ».

Le stress est aujourd'hui le mot à la mode pour définir le fait que nous sommes soumis à des pressions : si celles-ci nous stimulent et nous obligent à réagir, elles peuvent finir par nous rendre malades quand nos capacités d'adaptation sont dépassées. On reconnaît dorénavant au stress et à son mauvais effet un rôle très important dans de très nombreuses maladies : asthme, ulcère d'estomac, hypertension, mal au dos sont les plus connus, mais on sait aussi qu'il joue un rôle très important sur le système immunitaire : les infections, les maladies auto-immunes et même le cancer.

L'homéopathie envisage chaque patient dans sa globalité, et ce qui se passe dans sa tête et dans son corps est étudié simultanément avec autant d'attention. Les symptômes physiques et psychologiques présentent autant d'importance dans le choix du traitement.

La médecine classique cherche pour sa part à mettre le corps à l'abri des émotions en prescrivant du magnésium ou des anxiolytiques ; l'homéopathie, quant à elle, considère que les émotions, les troubles physiques et fonctionnels sont intimement liés et les témoins d'une sensibilité qu'il convient de traiter.

Soigner un patient anxieux ou spasmophile consiste donc pour le médecin homéopathe, au-delà des symptômes, à traiter un terrain, une sensibilité.

Ce que le médecin homéopathe voudra savoir

■ Quels sont les troubles dont vous souffrez ?

• Sur le plan physique ou fonctionnel :

— spasmes, boules, nœuds, oppression, etc.,
— palpitations, transpiration,
— malaises, pertes de connaissance,
— douleurs, localisation,
— troubles digestifs, dermatologiques, toux, etc. ?

• Sur le plan intellectuel :
— difficulté de concentration,
pertes de mémoire,
— sensation de fatigue nerveuse ?
• Sur le plan moral :
— tristesse,
— trac, appréhension ?
• Sur le plan comportemental :
— irritabilité, agressivité,
— timidité, émotivité, inhibition,
— besoin des autres ou d'isolement,
— troubles de la sexualité ?
• Le sommeil :
— insomnie d'endormissement,
— réveils nocturnes, à quelles heures ?

■ Dans quelles circonstances vos troubles se produisent-ils ?

— à quel moment de la journée,
— à quel moment du cycle (pour les femmes),
— après un repas trop copieux,
— après une contrariété, une émotion, lesquelles ?

■ Leur caractère évolutif :

— à quel âge ont-ils commencé,
— à la suite de quoi,
— sont-ils continus,
— périodiques, quelle fréquence ?

■ Votre terrain et votre sensibilité :

— études de vos antécédents personnels et familiaux,
— interrogatoire et examen clinique complet.

À la fin de cette consultation qui peut être longue, votre médecin homéopathe connaîtra précisément :

— vos symptômes,
— votre terrain et votre sensibilité,
— les circonstances déclenchantes des crises.

Situations rencontrées

■ Le trac et l'appréhension sont fréquents.

Ils sont effectivement présents, qu'il s'agisse de la préparation à un examen, ou dans certaines circonstances de la vie professionnelle ou familiale. Un grand médicament homéopathique domine : Gelsemium 15 CH, 1 dose la veille et le matin de l'épreuve permet la plupart du temps d'éviter de perdre ses moyens et d'être paralysé par le trac.

Ce médicament peut aussi être pris de manière régulière : 5 granules le soir pendant la période des examens ou des contrôles (pour les plus jeunes), ou durant une période professionnelle ou familiale angoissante. Ce trac intervient particulièrement chez des gens anxieux et Gelsemium sera complété par des médicaments de terrain émotifs tels que Pulsatilla ou Silicea (en dose 15 CH hebdomadaire).

■ La tétanie ou la spasmophilie sont au premier plan.

On ne peut pas parler de spasmophilie en tant que maladie, mais de prédispositions ou de terrains spasmophiles. Certaines personnes, en particulier les femmes, ont un seuil d'excitabilité neuromusculaire plus bas que la moyenne ; en cas de stimulations, de stress, de contraintes même faibles, elles peuvent répondre par des spasmes ou des contractions. Les manifestations les plus classiques sont la crise de tétanie, et les malaises avec crampes et picotements. Les rôles du magnésium et du calcium sont bien connus, et leur prise devra être complétée par des médicaments homéopathiques agissant sur leur métabolisme, tels Calcarea carbonica, Calcarea phosphorica ou Magnesia phosphorica (en 9 CH, 5 granules chaque jour).

Les médicaments d'hypersensibilité neuro-sensorielle seront également utilisés : au premier plan vient Ignatia 15 CH, 5 granules 1 ou 2 fois par jour, mais aussi des grands médicaments de terrain : Phosphorus, Silicea ou Natrum muriaticum (en dose hebdomadaire 15 CH).

Des médicaments spécifiques de telle ou telle localisation ou troubles fonctionnels seront utilisés :

— en cas de palpitations : **Ambra grisea 15 CH**, 5 granules par jour ;

— en cas de spasmes : **Colocynthis 5 CH**, 5 granules 2 fois par jour ;

— en cas de crampes : **Cuprum 9 CH**, 5 granules 2 fois par jour.

Tous ces médicaments peuvent être pris régulièrement en attendant de consulter votre médecin.

■ Il existe un terrain anxieux chronique.

Celui-ci est l'expression d'un terrain névrotique. Le but de l'homéopathie n'est pas de traiter la névrose proprement dite ni son expression directe, phobique ou obsessionnelle, mais de traiter la personne en étudiant ses réactions physiques et psychologiques habituelles.

La prescription des médicaments homéopathiques efficaces ne se fait pas sur l'analyse caractérologique ou psychanalytique du patient, mais sur l'analyse précise de ses réactions habituelles tant sur les plans digestif, dermatologique, hormonal, ORL, par exemple, que sur ses réactions émotionnelles. C'est ainsi que des grands médicaments de terrain tels Lycopodium, Nux vomica, Sepia, Lachesis ou Aurum en contribuant à un meilleur équilibre réactionnel et une moins grande sensibilité aux stress habituels apportent des résultats très intéressants. En fait, tous les grands médicaments appelés « polychrestes » qui ont une action aussi bien physique, fonctionnelle qu'émotionnelle, s'avèrent efficaces pour aider les patients anxieux.

Mon expérience

L'homéopathie, non toxique et dénuée d'effets secondaires, s'impose comme une thérapeutique de choix de première intention. Quant au traitement homéopathique, il présente, comme toujours, des limites et des indications.

• L'efficacité du traitement sera d'autant plus grande que les médicaments seront choisis sur une notion de réactivité générale et non sur une extrapolation psychanalytique de tel ou tel symptôme phobique ou obsessionnel.

Une évidence : en homéopathie l'auto-observation et donc l'automédication sont souvent faussées. Il faut consulter son médecin homéopathe pour le traitement de fond. Il n'en reste pas moins que des médicaments d'utilisation simple comme Gelsemium pour le trac ou Ignatia pour l'hyperexcitabilité sont très efficaces en attendant de voir son médecin. De même, des spécialités homéopathiques, tel Sédatif PC®, peuvent être très facilement utilisées.

• Un autre grand intérêt de la démarche homéopathique est, grâce à la richesse de l'interrogatoire et du dialogue, de replacer les troubles du patient dans l'ensemble de ses réactions et de lui faire prendre conscience de leur place réelle dans une vision globale de sa santé. Une alimentation équilibrée et des compléments nutritionnels, le sommeil et l'exercice physique ont une place importante au côté du traitement homéopathique pour recouvrer durablement son équilibre et sa santé.

Que faire en attendant de consulter votre médecin ?

■ Anxiété

• Contre le trac, l'appréhension avec un sentiment d'inhibition, de paralysie accompagnée de tremblements, prendre : **Gelsemium 9 CH**, 5 granules le soir au coucher.

• Pour se préparer à un examen ou à une compétition sportive, prendre : **Gelsemium 15 CH**, 1 dose la veille et 1 dose le matin de l'examen.

• Contre l'émotivité, l'excitation, l'humeur instable du fait d'une émotion forte, prendre :

— **Ignatia 15 CH**, 5 granules 1 ou 2 fois par jour,

— ou **Sédatif PC®**, 5 granules 1 ou 2 fois par jour.

• Contre la panique, l'impression de mort immédiate, accompagnée de palpitations ou de malaise, prendre :

— **Aconit 15 CH**, 5 granules dès les premiers symptômes,

— ou **Sédatif PC®**, 5 granules 1 ou 2 fois par jour.

• Contre l'angoisse, la peur qu'il arrive quelque chose, la peur de mourir, la peur de la nuit, la peur de rester seul, prendre : **Arsenicum album 15 CH**, 5 granules le soir.

• Contre la timidité extrême : **Ambra grisea 15 CH**, 5 granules par jour.

■ Avoir le sentiment de...

De nombreux troubles fonctionnels interviennent à la suite d'événements retentissant sur l'équilibre nerveux ; l'important n'est pas, pour choisir le bon médicament homéopathique, de connaître l'événement exact mais le vécu précis à la suite de cet événement. En fonction du sentiment éprouvé, prendre l'une des prescriptions suivantes, 1 dose en 15 CH avant de consulter :

— abandon : **Pulsatilla,**

— jalousie : **Lachesis,**
— peur : **Gelsemium,**
— faiblesse : **Silicea,**
— chagrin, déception sentimentale : **Natrum muriaticum,**
— vexation, injustice : **Staphysagria.**

Le stress provoque une surconsommation de nombreux micronutriments essentiels à notre santé, c'est la raison pour laquelle des compléments doivent être apportés tels : des vitamines B6 ou du magnésium.

De même des oligo-éléments complètent très bien le traitement homéopathique : Manganèse/Cobalt et Lithium, 1 ampoule ou 5 granules de chacun tous les jours.

Enfin de nombreuses spécialités à base de plantes aux effets relaxants peuvent être utilisées très facilement, par exemple :
— Euphytose®, 1 à 6 comprimés ou 1 à 3 cuillerées par jour ;
— Spasmine®, 2 à 5 comprimés par jour ;
— Lenicalm®, 1 ou 2 comprimés, ou 1 à 3 cuillerées par jour.

■ Névralgies

Le choix des médicaments homéopathiques pour les névralgies qu'elles soient d'origine faciale, sciatique ou cervico-brachiale, par exemple, est fait d'après l'analyse des sensations (amélioration, aggravation, etc.).

En fonction des symptômes, prendre l'une des prescriptions suivantes jusqu'à la disparition des douleurs.

• Hypersensibilité à la douleur, avec irritabilité et colère (poussées dentaires) : **Chamomilla 15 CH**, 5 granules 1 ou 2 fois par jour.

• À la suite d'un coup de froid local (névralgie à « frigoré ») : **Aconit 15 CH**, 5 granules à répéter 2 ou 3 fois par jour.

• Douleurs brûlantes et calmées au chaud (zona) : **Arsenicum album 15 CH**, 5 granules à répéter 2 ou 3 fois par jour.

• Douleurs évoquant des décharges électriques, le long des trajets nerveux : **Kalmia 15 CH** et **Hypericum 15 CH**, 5 granules en alternance toutes les heures.

• Douleurs avec des spasmes, améliorés en se pliant en deux ou en pliant le membre douloureux (sciatique) : **Colocynthis 9 CH** et **Magnesia phosphorica 9 CH**, 5 granules en alternance toutes les heures.

• Douleurs évoquant des crampes : **Cuprum 9 CH**, 5 granules 2 à 3 fois par jour.

État dépressif

Le terme de dépression est aujourd'hui employé souvent à tort et à travers. De nombreux patients se plaignent d'être déprimés alors qu'ils sont simplement anxieux, tristes ou contrariés par un problème familial ou professionnel.

Ce qui caractérise la dépression, c'est avant tout une impossibilité d'optimiser l'avenir ; cette difficulté s'appuie sur une dévaluation du passé, vécu comme négatif et dont l'évocation est douloureuse.

Que la dépression soit réactionnelle ou mélancolique ou même liée à des problèmes organiques, quelques symptômes permettent d'en faire le diagnostic :

— désintérêt pour le présent,
— désintérêt pour son environnement,
— perte d'espoir pour l'avenir,
— amélioration d'humeur le soir,
— insomnie du petit matin.

Ce que le médecin homéopathe voudra savoir

■ Depuis quand êtes-vous dépressif ?

— quelques jours,
— plusieurs semaines ou mois ?

■ À la suite de quoi ?

• Un événement :
— deuil,
— choc,
— rupture,
— peur ?
• Une maladie ?

■ De quels symptômes souffrez-vous ?

— tristesse, idées noires,
— idée de suicide,
— anxiété,
— troubles de l'appétit,
— troubles du sommeil ?

■ L'histoire et l'évolution de la dépression :

— c'est la première fois ;
— c'est chaque année à la même époque ;
— c'est plus ou moins constant depuis très longtemps.

Situations rencontrées

■ La dépression s'est déclenchée à la suite d'un événement.

On parle alors de dépression réactionnelle : l'événement n'est pas forcément grave ou violent dans l'absolu, mais il est vécu comme tel. De grands médicaments homéopathiques et la sensibilité émotionnelle des personnes qui y sont sensibles ont permis de repérer quelles situations étaient susceptibles de les déstabiliser et de déclencher anxiété ou dépression. Dans la dernière partie de cet ouvrage, les grands médicaments homéopathiques sont décrits et pour chacun, les situations sensibles et leurs caractéristiques.

Par exemple, Natrum muriaticum sera le médicament de choix après une déception sentimentale et Pulsatilla après un événement ayant réveillé une peur de l'abandon. En général, ces médicaments sont donnés en hautes dilutions 15 ou 30 CH ou à doses progressives 9 puis 12 puis 15 puis 30 CH jusqu'à la disparition des symptômes.

■ La dépression est modérée mais semble récidiver périodiquement.

À chaque cycle menstruel, par exemple, chaque année à l'automne, chaque année avant les vacances. Dans ces cas, les grands médicaments de fond de sensibilité et de chronicité seront très utiles tels que Sulfur, Sepia, Lachesis.

■ La dépression est presque continue.

Elle est liée à un terrain névrotique qui nécessite une prise en charge psychothérapique et lors des accès aigus, des traitements allopathiques adaptés.

Les médicaments homéopathiques permettent de traiter le terrain, les récidives avec des grands médicaments de fond comme Sepia, Aurum ou Arsenicum album et d'aider le patient avec des traitements de l'anxiété et du sommeil.

Mon expérience

Dans ce domaine, comme dans celui des maladies organiques, il ne faut pas perdre de vue les limites de l'homéopathie :

— la réversibilité des symptômes ;

— les possibilités réactionnelles du patient ;

— l'existence d'un médicament ayant la possibilité de traiter une telle souffrance.

Il est, par exemple, évident que le traitement homéopathique ne peut modifier la structure psychique d'un individu et que les terrains névrotiques devront avoir recours à la psychothérapie.

De même, dans certains cas, les possibilités réactionnelles sont très faibles ou, au contraire, leur stimulation pourrait entraîner une désinhibition trop violente (avec risque de suicide) ; un traitement adapté, voire une hospitalisation sont indispensables.

En revanche, la plupart des dépressions réactionnelles peuvent être abordées par l'homéopathie sous couvert d'un bon soutien psychologique et d'une surveillance régulière. Le traitement homéopathique, seul ou associé à un traitement allopathique, permet une reprise rapide de l'activité et un confort physique et psychologique excellents. Le traitement de fond sera poursuivi suffisamment longtemps pour éviter les récidives. Ce traitement sera également très appréciable pendant la psychothérapie car son action sur la sensibilité émotionnelle facilite grandement le suivi de celle-ci et l'amélioration du patient.

Insomnie

Les problèmes liés au sommeil et à l'endormissement, quand ils ne sont pas le motif de la consultation, sont retrouvés dans de nombreux cas. En dehors d'une insomnie due à une maladie empêchant le sommeil — douleurs violentes ou difficulté respiratoire, par exemple —, le traitement homéopathique se montre très efficace et doit toujours être proposé en priorité. La plupart du temps, il permet d'éviter la prise de somnifères, dont on connaît bien les effets secondaires ainsi que les risques d'accoutumance et de dépendance.

Ce que le médecin homéopathe voudra savoir

■ De quel type est l'insomnie ?

- Insomnie d'endormissement ?
- Réveil au cours de la nuit, à quelle heure :

— avant minuit,
— vers minuit,
— entre 1 heure et 3 heures,
— vers 3 heures,
— après 4 heures du matin ?

■ Ce qui accompagne l'insomnie :

— la sensation d'avoir sommeil sans parvenir à s'endormir,
— agitation mentale,
— agitation physique,
— oppression,
— fringale,
— anxiété, peur,
— tristesse, dépression ?

■ Ce qui améliore ou aggrave l'insomnie :

— une présence,
— manger quelque chose ?

■ Le sommeil s'accompagne-t-il aussi de manifestations ?

— cauchemars,
— crise de somnambulisme, cris,
— bruxisme (grincements de dents) ?

■ Quand interviennent les insomnies ?

• Après un choc :
— peur,
— émotion, excitation,
— tristesse ?
• Après une fatigue :
— fatigue nerveuse ou intellectuelle,
— fatigue physique ?

■ Connaître le terrain et la sensibilité réactionnelle de l'insomniaque.

L'interrogatoire général permettra à la fois de connaître vos réactions, votre terrain chronique et de diagnostiquer les dysfonctionnements organiques à l'origine de votre insomnie.

Situations rencontrées

■ Les insomnies d'endormissement

Ce sont les plus fréquentes, et leur traitement dépend surtout de la découverte des causes de cette insomnie et de la description des sensations ; Ignatia 15 CH et Coffea 9 CH reviennent très fréquemment quand il y a énervement et excitation mentale (« Je pense trop pour m'endormir »), Gelsemium 15 CH, quand il y a appréhension du lendemain (examen, épreuve) ; souvent le sport ou la fatigue physique sont également les responsables des difficultés d'endormissement ; Arnica 15 CH s'avère un très bon remède à ce type d'insomnie.

■ Les réveils nocturnes

L'heure de réveil, à elle seule, indique le bon médicament ; le comportement semble aussi lié à l'horaire : le réveil vers 1 heure du matin s'accompagne d'anxiété profonde et préconise Arsenicum album ; le réveil vers 3 heures s'accompagne de cogitation sur des soucis ou préoccupations et indique Nux vomica. Souvent des problèmes digestifs sont également à l'origine de ces réveils nocturnes ; une alimentation plus saine et plus régulière le soir suffit à régler le problème.

■ Le réveil de fin de nuit

Le réveil vers 4 ou 5 heures du matin est, en général, révélateur d'un état plutôt dépressif. Le traitement symptomatique est peu efficace, et ce sont les grands médicaments de fond qui vont apporter quelques résultats : Sepia, Aurum, Thuya, Lachesis associés à un traitement allopathique adapté.

Mon expérience

L'insomnie est un symptôme et non une maladie ; il convient toujours d'en comprendre le sens avant de prescrire trop facilement des médicaments plus ou moins drastiques. L'insomnie au même titre qu'un autre symptôme, digestif, cutané, peut être la manifestation d'un terrain chronique : certaines personnes présentent périodiquement des insomnies avec un sentiment de fatigue ou d'anxiété à certains moments de l'année (avant les vacances) ou dans des situations données (à la mer, à la montagne) ou à date fixe (chaque dimanche) ; dans ces cas, il faut avant tout cerner et traiter ce terrain chronique avec, par exemple : Sulfur, Arsenicum album, Natrum muriaticum.

Dans d'autres cas, l'insomnie est une réaction à un événement donné. Elle s'installe d'une manière régulière. Le traitement est donc lié à la recherche de la cause et de sa compréhension par rapport au terrain : fatigue physique, nerveuse, émotion, vexation, deuil, chagrin ; Phosphoric acid, Staphysagria, Silicea, Ignatia seront alors le plus souvent utilisés.

La question se pose souvent du sevrage des traitements à base d'anxiolytiques. Dans la pratique, en respectant des paliers et en soutenant psychologiquement le patient, il est très possible de supprimer l'anxiolytique avec un traitement homéopathique.

Dans tous les cas, l'homéopathie pourra être complétée par des préparations à base de plantes comme le Crataegus, la Passiflore, la Valériane dont l'efficacité est dénuée d'effets secondaires. De même des oligo-éléments seront prescrits avec le traitement pour compenser les carences qu'entraînent le stress et la fatigue nerveuse.

Que faire en attendant de consulter votre médecin ?

■ Insomnie

Prendre plusieurs jours de suite, et avant de consulter, l'un des traitements suivants en fonction des symptômes ressentis.

Difficultés d'endormissement

• En cas de sensation de sommeil, de somnolence avec bâillements sans que le sommeil survienne : **Belladonna 9 CH** et **Stramonium 9 CH**, 5 granules de chaque, au coucher.

• En cas d'énervement intense, de pensées omniprésentes : **Ignatia 9 CH** et **Coffea 9 CH**, 5 granules de chaque, au coucher.

• En cas d'anxiété pour le lendemain, la peur de ne pas être en forme : **Gelsemium 9 CH**, 5 granules au coucher.

• Après le sport ou une fatigue physique : **Arnica 15 CH**, 5 granules tout de suite après le sport et 5 granules au coucher.

• En cas de fatigue nerveuse, d'excès de soucis ou de travail : **Kalium phosphoricum 9 CH**, 5 granules 2 fois par jour.

Réveil dans la nuit

• En cas de cauchemar ou de terreur : **Stramonium 15 CH**, 5 granules au coucher.

• En cas de fringale, ou de douleurs d'estomac calmées en mangeant : **Lycopodium 9 CH**, 5 granules, le soir au coucher.

• En cas d'insomnie anxieuse intervenant entre 1 heure et 3 heures : **Arsenicum album 15 CH**, 5 granules au coucher.

• En cas de réveil vers 3 heures du matin avec soucis et cogitation intense : **Nux vomica 15 CH**, 5 granules, le soir.

• En cas de réveil vers 4 heures du matin, avec un sentiment d'oppression : **Kalium carbonicum 9 CH**, 5 granules, le soir au coucher.

Terrain à traiter :

Si vous éprouvez depuis un certain temps des difficultés d'endormissement ou des insomnies, un traitement de terrain doit être envisagé. Par ailleurs, les insomnies de la fin de nuit, entre 4 et 6 heures, témoignent souvent d'un état dépressif nécessitant une prise en charge médicale.

Les oligo-éléments complètent très bien le traitement homéopathique : Aluminium et Lithium, 1 ampoule ou 5 granules de chaque, le soir.

Enfin, de nombreuses spécialités à base de plantes aux effets relaxants peuvent être utilisées très facilement, par exemple :

— **Euphytose®**,
— **Spasmine®**,
— **Lenicalm®**.

■ Hypersomnie et somnolence

Prendre pendant quelques jours, et avant de consulter, l'un des traitements suivants en fonction des symptômes constatés.

• En cas de somnolence après les repas, avec sensation de ballonnement : **Nux vomica 9 CH**, 5 granules avant et après les repas trop copieux.

• En cas de somnolence, avec ballonnements et malaises (femmes enceintes) : **Nux moschatta 9 CH**, 5 granules, 1 ou 2 fois par jour.

• En cas de somnolence ou sommeil irrépressible au cours de la journée : **Opium 15 CH**, 5 granules, 1 ou 2 fois par jour.

• « Coup de pompe » dans la journée : prendre 5 granules par jour en 9 CH :

— à 10 heures du matin : **Natrum muriaticum,**
— à 11 heures : **Sulfur,**
— à la fin du déjeuner : **Lycopodium,**
— 2 heures après le repas : **Nux vomica,**
— de 16 heures à 20 heures : **Lycopodium.**

Arrêt du tabac

Arrêter de fumer est une décision très sage mais le plus souvent tempérée par la peur du « manque », de la nervosité pouvant survenir et surtout la crainte de grossir.

L'homéopathie est l'une des médecines qui cherchent à aider l'individu à s'adapter à une situation nouvelle ; dans ce cas précis, ce n'est pas le tabac mais l'arrêt du tabac.

Arrêter de fumer est un événement qui peut également perturber et modifier le terrain d'un individu.

La compréhension de ces deux aspects permet un sevrage plus confortable et apporte, grâce au traitement du terrain, une réussite durable.

Ce que votre médecin homéopathe voudra savoir

▪ Ce que vous ressentez sur le plan nerveux :

— agitation,
— irritabilité,
— sensation de frustration,
— insomnie,
— somnolence ?

▪ Avez-vous des fringales :

— entre les repas,
— lors des repas ?

▪ Quels sont les antécédents ?

En particulier :
— avez-vous tendance à grossir ;

— avez-vous déjà eu des épisodes dépressifs ou d'anxiété ;
— vos antécédents ORL et pulmonaires ?

Situations rencontrées

■ Irritabilité et anxiété

Ce sont les symptômes les plus fréquents dès le début de l'arrêt du tabac : agitation physique, jambes sans repos, colère, impatience rendent la vie difficile à l'ex-fumeur et à son entourage.

Deux médicaments sont le plus souvent conseillés :

— Nux vomica (impression de ne rien supporter, impatience, colère, agitation, spasmes musculaires, insomnies) ;

— Staphysagria (impressions de frustration, d'injustice, de manque, entraînant un comportement irritable et coléreux).

Ces deux médicaments peuvent être pris en 15 CH, 5 granules par jour, jusqu'à la disparition des troubles.

L'appétit est souvent augmenté et manger calme l'énervement, la frustration ou la mauvaise humeur. Dans ce cas, Ignatia 15 CH (impulsion à grignoter) ou Anacardium 15 CH (fatigue, énervement calmés en mangeant) seront indiqués.

■ Le terrain

La préoccupation majeure est souvent la prise de poids. Le grignotage, les repas trop copieux, de même qu'une modification de la thermorégulation en sont responsables.

L'arrêt du tabac entraîne des modifications physiologiques et psychologiques qui, au même titre que d'autres événements (maladies infectieuses, corticothérapie, vaccinations), perturbent l'équilibre de l'organisme. Cellulite, prise de poids, verrues, état dépressif sont les symptômes qui témoignent de la modification du terrain et Thuya 15 CH en dose hebdomadaire sera le traitement de fond classique de cette maladie d'adaptation.

Mon expérience

Toutes les méthodes existantes, acupuncture, auriculothérapie, hypnose, chewing-gum ou « patch » de nicotine, ont fait leurs preuves pour démarrer le sevrage et peuvent être associées à l'homéopathie mais aucune ne prend en compte la personnalité et le terrain du fumeur. Néanmoins, la réussite à long terme dépend avant tout du traitement de cette personne.

Arrêter de fumer, c'est aussi l'occasion de réfléchir sur sa santé, de modifier son alimentation, ses rythmes de sommeil, son activité physique ; c'est en outre l'occasion de découvrir l'homéopathie et de prendre contact avec un médecin homéopathe.

Que faire en attendant de consulter votre médecin ?

• Pour soulager la frustration : prendre **Staphysagria 15 CH**, 5 granules chaque jour.

• Pour soulager la mauvaise humeur : prendre **Nux vomica 15 CH**, 5 granules chaque jour.

• Pour soulager les fringales : prendre **Ignatia 15 CH**, 5 granules chaque jour.

• Pour calmer les angoisses et les insomnies : prendre **Sédatif PC®**, 5 granules, 3 à 6 fois par jour.

• Pour aider l'organisme à se désintoxiquer : prendre **Tabacum 15 CH**, 5 granules chaque jour.

Le traitement doit être poursuivi pendant 1 mois ou 2, puis les prises espacées en fonction de l'amélioration.

Le dos et les articulations

Homéopathie et rhumatologie

Que ce soit ou non le motif principal de la consultation, les problèmes concernant l'appareil ostéo-articulaire peuvent se résumer à trois grands types de plaintes :

— « J'ai mal au dos » ou sa conséquence directe : névralgies cervicales ou sciatiques ;

— « J'ai mal à un endroit précis », à une articulation ou à un tendon ;

— « J'ai des rhumatismes ou de l'arthrose. »

Le caractère chronique ou répétitif des douleurs, l'échec des anti-inflammatoires ou leurs contre-indications conduisent de nombreux patients à se tourner vers l'homéopathie.

Les traitements ont la réputation d'être longs ; en réalité, l'homéopathie peut s'avérer très rapidement efficace aussi bien sur le terrain que sur des maladies aiguës, douloureuses : sciatiques, tendinites, douleurs articulaires, par exemple.

Comme toujours, le choix des médicaments se fait sur des notions précises de localisation et sur l'aspect des lésions.

Ce que votre médecin homéopathe voudra savoir

■ **La localisation des douleurs :**

— quelle articulation ou partie du corps est atteinte ;
— quel trajet suit une névralgie ?

■ **Leurs caractères :**

— brûlantes,
— lancinantes,
— électriques,
— raideurs, ankyloses, impotences ?

■ **Leurs modalités d'amélioration, d'aggravation ou de déclenchement :**

— horaires,
— climats,
— positions,
— efforts physiques ou sportifs, faux mouvements,
— alimentation,
— contrariétés ou émotions ?

■ **L'évolution de la maladie :**

— depuis combien de temps l'affection se manifeste-t-elle,
— est-elle : accidentelle, continue ou périodique ;
— qu'est-ce qui semble déclencher les poussées ?

■ **Les antécédents personnels et familiaux ?**

Enfin votre médecin procédera à un examen complet et à un bilan radiologique et biologique le plus souvent nécessaires.

Situations rencontrées

■ Les douleurs aiguës localisées

Les résultats peuvent être excellents et très rapides, et seront obtenus grâce aux médicaments spécifiques de la localisation, du caractère de la lésion ou de la douleur, par exemple :

— douleur au talon : **Hekla lava 5 CH**,
— douleur à l'épaule : **Solanum malacoxylon 5 CH**,
— œdème : **Apis 15 CH**,
— rougeur : **Belladonna 9 CH**,
— douleurs électriques : **Hypericum 15 CH**,
— douleurs brûlantes : **Arsenicum album 9 CH**, 5 granules 2 fois par jour en attendant de consulter.

■ Le mal au dos

Dans la plupart des cas, les radios élimineront une raison organique évidente : tumeur osseuse, fracture, tassements, épiphysite chez les jeunes. En revanche, les signes d'arthrose et de cyphoscoliose modérée sont retrouvés très fréquemment. Les clichés montrant un dos parfait sont plutôt rares. Au contraire, les radios faites systématiquement pour d'autres pathologies dévoilent souvent de nombreuses images d'arthrose ou de troubles fonctionnels sans que le patient ne s'en plaigne...

Le mal au dos en dehors des causes organiques évoquées, doit faire rechercher avant tout des causes mécaniques et des problèmes d'état général, en particulier sur le plan émotif. Le dos est la plupart du temps le miroir de notre anxiété et le lieu privilégié de fixation de nos tensions. Nombreux sont les patients se plaignant de douleurs cervicales et qui, comme le géant Atlas, « portent le monde sur leur tête ». De même, ceux souffrant des vertèbres lombaires sont souvent « éreintés » de tant et tant de soucis matériels et psychologiques.

Le bon traitement associera aux médications homéopathiques des conseils d'hygiène physique : literie, positions du siège en voiture ou au bureau, place de l'ordinateur sur le bureau, ainsi que des manipulations douces et des séances de kinésithérapie.

Les médicaments homéopathiques seront choisis selon les réactions générales de l'organisme, les signes comportementaux, et les circonstances déclenchantes, par exemple :

— **Arnica 15 CH** après le sport ou des efforts physiques ;

— **Rhus toxicodendron 9 CH** quand le temps est humide ;

— **Actea racemosa 15 CH**, quand les cervicalgies surviennent au moment des règles ;

— **Ignatia 15 CH**, après une contrariété ou une émotion.

En ce qui concerne les névralgies cervico-brachiales et les sciatiques, les médicaments seront prescrits d'après le trajet de la douleur et ses conditions d'amélioration ou d'aggravation :

— **Lachnantes 5 CH** pour une névralgie cervicale irradiant vers le thorax et le larynx ;

— **Gnaphallium 5 CH** pour une névralgie sciatique améliorée en position assise.

Des manipulations douces, par des mains expertes, pourront être très utiles, sous couvert d'un bilan radiologique préalable.

▪ L'arthrose chronique

Douleurs articulaires, déformations, impotences fonctionnelles sont les signes du tableau des rhumatismes dégénératifs ou de l'arthrose. Les douleurs sont aggravées à l'appui, à l'effort et sont améliorées au repos, la nuit, même si le « dérouillage » matinal s'avère difficile.

Les radios montrent une détérioration des cartilages.

L'installation lente et progressive des douleurs et de l'impotence, leur aggravation à l'humidité témoignent d'un terrain qui sera traité par des médicaments de fond tels que Thuya, Medorrhinum ou Natrum sulfuricum.

Le traitement symptomatique est dominé par deux médicaments, Rhus toxicodendron 9 CH et Radium bromatum 9 CH, qui correspondent très précisément aux douleurs et ankyloses aggravées à l'humidité et nécessitant un « dérouillage » matinal.

■ Les rhumatismes inflammatoires chroniques

Un certain nombre de maladies rhumatismales évoluent par poussées. Les crises sont marquées par des inflammations aiguës avec œdèmes et une aggravation des douleurs la nuit. Ce caractère aigu et brutal des poussées, leur périodicité évoquent un terrain traité en homéopathie par des médicaments comme Sulfur ou Tuberculinum, par exemple. Ces traitements permettront une diminution de la fréquence et de l'intensité des poussées. Au moment des crises, les médicaments symptomatiques permettront de diminuer largement les doses d'anti-inflammatoires ou de cortisone et la durée du traitement.

Mon expérience

Si l'homéopathie peut apporter seule des résultats très rapides dans de nombreuses pathologies douloureuses aiguës, elle doit souvent, en apparition chronique, être associée à d'autres thérapeutiques :

— manuelles : ostéopathie d'abord, kinésithérapie ensuite (en particulier par la méthode Mézière) ;

— l'acupuncture et la mésothérapie apportent une aide précieuse sur le plan de la douleur ;

— les cures thermales (choisies par votre médecin, en connaissance de votre terrain et de la qualité des soins de la station) sont un réel appoint dans le traitement du terrain.

L'efficacité antalgique de l'acupuncture ou de la mésothérapie as faire perdre de vue, en dehors des cas accidentels, la de traiter avec l'homéopathie et souvent en association oligo-éléments l'état général et le terrain.

Que faire en attendant de consulter votre médecin ?

▪ Arthrose

• Si les douleurs sont améliorées par le repos et l'immobilité ou la compression, et aggravées par le mouvement ou les secousses : prendre **Bryonia 9 CH**, 5 granules 1 ou 2 fois par jour.

• Si les douleurs sont aggravées par le repos ou l'humidité, et améliorées par les mouvements lents et la chaleur : prendre **Rhus toxicodendron 9 CH** et **Radium bromatum 9 CH**, 5 granules de chaque 1 ou 2 fois par jour.

Terrain à traiter :

Ces médicaments seront complétés par des médicaments de terrain. Toutes les douleurs articulaires ou du dos n'étant pas systématiquement de l'arthrose, si les douleurs persistent, vous devez consulter votre médecin pour un bilan.

▪ Cervicalgies

• Contre les douleurs liées aux vertèbres cervicales, prendre **Rhus toxicodendron 9 CH** et **Lachnantes 5 CH**, 5 granules en alternance toutes les 2 heures.

▪ Lumbago

• Prendre **Rhus toxicodendron 9 CH** et **Ruta 5 CH**, 5 granules en alternance toutes les heures.

■ Sciatique

• Si la douleur est améliorée en pliant la jambe : prendre **Colocynthis 5 CH** et **Magnesia phosphorica 5 CH**, 5 granules en alternance toutes les 2 heures.

• Si la douleur est aggravée en position assise : prendre **Ammonium muriaticum 5 CH**, 5 granules toutes les heures.

• Si les douleurs évoquent des décharges électriques : prendre **Hypericum 15 CH**, 5 granules toutes les 2 heures.

Consultez votre médecin :

Une sciatique qui entraîne une paralysie ou des fourmillements est très évocatrice d'une hernie discale et doit, de ce fait, être examinée par votre médecin très rapidement.

■ Pathologies articulaires

Prendre l'un des traitements suivants en fonction de l'articulation touchée.

• Atteinte de l'épaule (calcifications apparaissant à la radio) : **Solanum malacoxylon 5 CH**, 5 granules 2 fois par jour pendant 1 ou 2 mois.

• Atteinte du coude, épicondylite (tennis elbow) : **Kalium bichromicum 5 CH** et **Symphytum 5 CH**, 5 granules en alternance toutes les 2 heures.

• Atteinte du poignet : **Viola odorata 5 CH**, 5 granules 3 fois par jour.

• Atteinte de la main (arthrose des doigts) : **Actea spicata 5 CH** et **Caulophyllum 5 CH**, 5 granules en alternance toutes les 2 heures.

• Atteinte de la hanche : **Allium sativum 5 CH** et **Causticum 5 CH**, 5 granules en alternance toutes les 2 heures.

• Atteinte du genou : **Rhus toxicodendron 9 CH** et **Petroleum 9 CH**, 5 granules en alternance toutes les 2 heures.

• Atteinte de la cheville : **Rhus toxicodendron 9 CH** et **Ledum palustre 9 CH**, 5 granules en alternance toutes les 2 heures.

• Atteinte du talon (épine calcanéenne) :

— **Hekla lava 5 CH**, 5 granules 2 fois par jour ;

— et **Medorrhinum 15 CH**, 1 dose par semaine pendant 2 mois.

Ces médicaments doivent être pris au minimum 8 jours en espaçant les prises en fonction de l'amélioration.

Les douleurs articulaires sont souvent liées à des problèmes mécaniques et la médecine manuelle, sous couvert d'un bilan radiologique et pratiquée par un praticien compétent, sera souvent efficace.

▪ Pathologies sportives

• En cas de traumatismes, prendre systématiquement : **Arnica 9 CH**, 5 granules en alternance toutes les heures avec l'une des indications suivantes en fonction du tissu traumatisé.

• Atteinte de la tête : **Natrum sulfuricum 15 CH.**

• Atteinte de l'œil : **Ledum palustre 5 CH.**

• Atteinte des nerfs : **Hypericum 15 CH.**

• Atteinte des os : **Symphytum 5 CH.**

• Atteinte de la veine : **Hamamelis 5 CH.**

• Atteinte de la poitrine : **Bellis perenis 5 CH.**

• Atteinte des testicules : **Clematis erecta 5 CH.**

• En cas d'entorse de la cheville, prendre :

— **Apis 15 CH**, 5 granules à répéter 4 fois au cours de la première heure en même temps que l'on maintient de la glace sur l'articulation ;

— **Arnica 15 CH**, 1 dose à renouveler 6 heures plus tard ;

— **Bryonia 5 CH** et **Ruta 5 CH**, 5 granules en alternance toutes les 2 heures, pendant les 3 premiers jours.

Consultez votre médecin :

Bien sûr, l'articulation est examinée, immobilisée et radiographiée au moindre doute.

• Dès le début de la rééducation et pendant toute sa durée : **Rhus toxicodendron 9 CH**, 5 granules 2 fois par jour.

Terrain à traiter :

Certaines personnes présentent de fréquentes entorses des chevilles. Leur terrain peut en être responsable et un traitement spécifique sera prescrit par votre médecin.

• En cas de fracture, prendre :

— **Symphytum 5 CH** et **Calcarea fluorica 5 CH**, 5 granules de chaque 3 fois par jour pendant 1 mois

— et **Osteocynesine**®, 2 comprimés 2 fois par jour pendant 1 mois.

▪ Pratique d'un sport

• Pendant la pratique du sport, prendre :

— **Arnica 9 CH**, 5 granules 2 ou 3 fois pendant la durée de l'effort ;

— et, si vous souffrez de crampes, **Cuprum 9 CH** et **Sarcolactic acidum 5 CH**, 5 granules de chaque, 2 ou 3 fois pendant la durée de l'effort sportif.

• Préparation au sport : prendre **Arnica 4 CH**, 5 granules 1 ou 2 fois avant le sport pour stimuler et échauffer les muscles.

• Contre le trac avant la compétition : prendre **Gelsemium 15 CH**, 1 dose la veille et le matin de l'épreuve.

• Pour récupérer après la pratique sportive, prendre :

— **Arnica 15 CH**, 5 granules 1 ou 2 fois après l'effort, pour « relâcher » les muscles ;

— **China 9 CH**, 5 granules 2 ou 3 fois, pour récupérer de la fatigue physique ;

— **Kalium phosphoricum 9 CH**, 5 granules 2 fois par jour, pour récupérer de la fatigue nerveuse liée à la compétition ;

— ou **Sportenine**®, en comprimés à croquer ou en additif de boissons. Grâce à Arnica et Sarcolactic acidum, cette préparation permet d'éviter les crampes et de favoriser une meilleure récupération.

Le cœur et les vaisseaux

Homéopathie et cardiologie

Après les cancers et les maladies du système immunitaire, ce sont les maladies cardio-vasculaires qui sont les plus redoutées par les patients. Artériosclérose, artérite, hypertension artérielle, infarctus ou accidents vasculaires cérébraux peuvent être du domaine de l'homéopathie.

Il ne faut pas oublier :

— l'importance du terrain personnel et héréditaire ainsi que les possibilités préventives de l'homéopathie ;

— la place très importante de l'émotivité et du stress dans l'origine des maladies cardio-vasculaires et de ce fait les possibilités de l'homéopathie dans l'équilibre somato-psychique des patients dits « à risques » ;

— la réelle efficacité des médicaments homéopathiques sur certains tissus vasculaires et sur certaines de leurs fonctions.

En revanche, si la place de l'homéopathie s'avère très intéressante tant au niveau préventif que curatif, elle ne doit pas faire oublier la richesse des possibilités diagnostiques et thérapeutiques allopathiques actuelles.

Homéopathie et allopathie sont souvent complémentaires.

Ce que votre médecin homéopathe voudra savoir

■ Connaître précisément les troubles :

— hypertensions artérielles,
— maladies coronaires,
— troubles du rythme cardiaque,
— insuffisances cardiaques,
— artérite des membres inférieurs,
— problèmes veineux ?

Dans tous les cas, une consultation de cardiologie pour un bilan cardio-vasculaire complet s'impose avant d'entreprendre tout traitement homéopathique.

■ Connaître les antécédents personnels et familiaux

Le médecin souhaitera connaître en particulier les accidents cardio-vasculaires et pulmonaires.

■ Vos caractéristiques réactionnelles dans tous les domaines

Il s'agira de faire un bilan réactionnel :
— la digestion,
— la peau,
— le domaine ORL et pulmonaire,
— le domaine gynécologique (pour les femmes) et urinaire,
— la rhumatologie,
— le sommeil.

■ Votre sensibilité générale et émotionnelle :

— frilosité ou, au contraire, crainte du chaud ?
— rythme horaire du tonus dans la journée ?
— saisons et climats préférés ?

■ Votre caractère et votre comportement :

— êtes-vous plutôt stressé et par quoi ?
— recherchez-vous le calme ou la compagnie ?
— quels sont vos passe-temps ?

■ L'évolution de la maladie :

— date de début,
— dans quelles circonstances,
— la maladie est-elle continue ou épisodique,
— y a-t-il un facteur déclenchant les crises ?

■ Votre mode de vie :

— seul ou en famille ?
— sports, activités physiques ?
— tabac ? alcool ?
— alimentation ?

■ Un interrogatoire ainsi qu'un bilan clinique et biologique général complètent l'examen.

En particulier :
— le poids, la taille, la tension artérielle ;
— examen biologique : cholestérol, sucre, urée, acide urique, numération formule sanguine.

Situations rencontrées

■ Les hypertensions débutantes

Lorsque l'hypertension est modérée et récente, elle évolue encore de manière spasmodique, irrégulière, et réagit bien aux médicaments homéopathiques ; ceux-ci agissent sur les phénomènes congestifs : Sulfur, Lachesis, Aurum, ou par leur action sur le stress (Nux vomica ou Ignatia). Ces médicaments sont pris en 9 ou 15 CH pendant de longues périodes et évitent ou retardent la prise de médicaments antihypertenseurs. Plus tard, ils permettent de stabiliser les traitements à des doses modérées.

Il va sans dire que la correction du surpoids et de l'hygiène de vie (alimentation, sommeil, exercices physiques) est indispensable à la réussite du traitement. Par ailleurs, des plantes très efficaces peuvent compléter le traitement, tels l'olivier ou le bouleau, sous forme de tisanes ou de comprimés.

■ L'artériosclérose

Elle correspond à une dégénérescence des artères et est aussi inévitable que le vieillissement. L'athérosclérose, quant à elle, est liée à un dépôt lipidique (cholestérol) sur la paroi des artères. Ces deux phénomènes sont les grands responsables de l'artérite, de l'angine de poitrine, des infarctus et des accidents vasculaires cérébraux.

On sait par ailleurs qu'artériosclérose et athérosclérose sont aggravées par :

— le tabac,
— l'obésité,
— l'hypertension artérielle,
— les anomalies du cholestérol et des triglycérides,
— le diabète,
— le stress,
— le terrain familial,
— l'inactivité physique.

Ce rappel permet de comprendre l'intérêt de l'homéopathie pour aider le patient à arrêter de fumer et à maigrir, pour traiter son stress et son terrain anxieux. De plus, le traitement homéopathique agit directement sur les vaisseaux avec des médicaments symptomatiques tels que Arnica ou Secale cornutum ou Cuprum.

▪ Les suites d'accidents vasculaires cérébraux

Un médicament domine cette indication : **Natrum sulfuricum 15 CH**, 1 dose tous les soirs pendant 10 jours à la suite de l'accident. La rééducation sera aidée par des médicaments d'action neuromusculaire tels que : **Gelsemium 15 CH** ou **Causticum 15 CH**.

▪ Les problèmes veineux et les troubles circulatoires des extrémités

Ce sont de très bonnes indications de l'homéopathie, et l'efficacité de Hamamelis, Arnica ou Vipera n'est plus à démontrer.

Mon expérience

L'homéopathie a donc un rôle important à jouer dans le traitement et le suivi des maladies cardio-vasculaires, même si son action se limite aux lésions encore réversibles. L'action préventive de l'homéopathie concerne autant la notion de terrain que celle de risque à long terme. L'étude des réactions générales, la découverte d'une sensibilité à des médicaments comme Sulfur ou Aurum, confrontées aux antécédents familiaux et aux facteurs de risques personnels peuvent faire craindre des accidents cardio-vasculaires. Les cardiologues ont décrit depuis longtemps des profils psychologiques plus exposés que d'autres.

Sulfur, Aurum, Lachesis ou Lycopodium seront donc pris de manière préventive pendant de longues périodes ; leur prescription s'accompagne d'une écoute et de conseils en rapport avec le caractère réactionnel de chacun :

— exercices physiques, régime, perte de poids ; il ne faut pas hésiter à faire peur à Sulfur, trop optimiste et peu enclin à suivre un traitement de façon assidue ;

— arrêt de l'alcool et du tabac pour Nux vomica ou Lachesis, et surtout calme et repos ;

— contrôle du cholestérol et régime adapté pour Lycopodium et dédramatisation pour cet inquiet chronique très respectueux des consignes de son médecin ;

— vérification de la tension artérielle et soutien psychologique pour Aurum aux artères sclérosées et au tempérament dépressif.

Pour chaque patient, un traitement, une écoute et des conseils spécifiques prenant en compte la globalité de ses symptômes, de son tempérament et de sa sensibilité sont indispensables. C'est ainsi que l'homéopathie trouve sa place dans le traitement de maladies cardio-vasculaires.

Que faire en attendant de consulter votre médecin ?

■ Artérite des membres inférieurs

• Prendre :

— **Arnica 9 CH**, 5 granules matin et soir,

— **Secale cornutum 5 CH** et **Cuprum 5 CH**, 5 granules de chaque, 2 fois par jour.

Terrain à traiter :

Bilan (doppler) et surveillance médicale sont obligatoires.

■ Engelures

• Pendant la période d'exposition au froid, prendre :

— **Apis 15 CH**, 5 granules matin et soir,

— ainsi qu'**Agaricus 5 CH** et **Secale cornutum 5 CH**, 5 granules de chaque, 2 fois par jour.

■ Hypertension artérielle

• Demander à votre pharmacien de préparer une tisane à base d'Olivier, de Vigne rouge et de Bouleau, et prendre 2 à 4 tasses par jour.

• Prendre également **Arnica 9 CH** et **Aurum muriaticum 9 CH**, 5 granules 2 fois par jour.

Consultez votre médecin :

Ce type de traitement ne concerne que les hypertensions récentes, modérées et instables ; dans tous les cas, un bilan complet sera fait par votre médecin et votre tension surveillée régulièrement.

■ Jambes lourdes

• Prendre par cure d'1 mois minimum :

— **Arnica 9 CH** et **Vipera 5 CH**, 5 granules de chaque, 2 fois par jour,

— ou **Climaxol**®, 25 gouttes 2 fois par jour.

Palpitations

• Prendre 2 ou 3 fois par jour 25 gouttes de la préparation suivante que réalisera le pharmacien :

Crataegus 6 DH,
Passiflora 6 DH,
Valeriana 6 DH.

• Prendre en outre, en fonction des manifestations constatées, l'une des prescriptions suivantes :

— en cas d'anxiété ou de peur : **Gelsemium 15 CH**, 5 granules 1 ou 2 fois par jour ;

— en cas d'émotion ou d'énervement : **Ignatia 15 CH**, 5 granules 1 ou 2 fois par jour ;

— en cas de problèmes thyroïdiens (même traités) : **Lycopus 5 CH** et **Spigelia 5 CH**, 5 granules de chaque, 2 fois par jour.

Consultez votre médecin :

Dans tous les cas, un bilan cardiologique devra être impérativement fait.

Troubles des extrémités

• En attendant de consulter et en cas de rougeurs ou de douleurs, prendre :

— **Pulsatilla 9 CH**, 5 granules chaque jour ;

— **Arnica 9 CH** et **Carbo vegetabilis 9 CH**, 5 granules de chaque, 2 fois par jour.

Varices

• Prendre :

— **Calcarea fluorica 5 CH**, 5 granules par jour

— et **Sepia composé**, 15 gouttes 2 fois par jour.

• Si les varices sont douloureuses, prendre en outre : **Aesculus 5 CH** et **Hamamelis 5 CH**, 5 granules de chaque, 2 fois par jour.

• S'il y a une inflammation avec risque de paraphlébite, prendre aussi : **Lachesis 9 CH** et **Vipera 5 CH**, 5 granules en alternance toutes les heures.

Consultez votre médecin :

Vous devez voir votre médecin rapidement pour examen et éventuellement un doppler.

Les maladies graves

Homéopathie et maladies graves

La place de l'homéopathie dans le traitement et le suivi des patients atteints de maladies telles que le cancer, le sida ou des maladies chroniques graves (polyarthrites rhumatoïdes, lupus, sclérose en plaques par exemple) est souvent l'objet de polémiques. Ces dernières naissent à partir de comportements excessifs :

— soit usages de thérapeutiques homéopathiques exclusives avec un rejet quasi viscéral des autres thérapeutiques : chimiothérapie ou radiothérapie ;

— soit un rejet systématique et méprisant de toutes les thérapeutiques « non officielles » ou non issues des protocoles en vigueur dans le monde hospitalier.

Il ne s'écoule pas une année sans que la presse ne relate les méfaits d'un thérapeute (la plupart du temps non médecin) qui, au mépris des traitements officiels a « précipité » la fin de malades gravement atteints ou, à l'inverse, le cas de malades (stars ou hommes politiques) miraculeusement guéris grâce à telle « médication naturelle », de préférence non reconnue.

Pour être clair, précisons que :

— il n'existe pas de médicament homéopathique connu pour guérir les cancers, le sida ou la sclérose en plaques ;

— en revanche, il existe de nombreuses pistes et possibilités pour aider les patients porteurs de ces maladies. Le médecin de famille homéopathe (ou non) a un rôle très important à jouer auprès d'eux.

■ L'accueil et l'écoute

Au cours d'une maladie grave, le patient a particulièrement besoin d'écoute et d'attention. L'homéopathie permet ce dialogue et va au-devant des questions et des inquiétudes de chacun.

■ Les chimiothérapies

Les effets secondaires des chimiothérapies provoquent souvent des nausées, des brûlures, des aphtes, de la fatigue, une intolérance ou une réaction allergique.

Des médicaments homéopathiques s'avèrent très efficaces pour certaines indications, par exemple :

— **Arsenicum album 9 CH** contre les brûlures ;

— **Nux vomica 9 CH** contre les troubles digestifs ;

— **Tabacum composé** contre les nausées et les vertiges.

Des médicaments homéopathiques fabriqués à partir des médicaments chimiothérapiques isopathiques peuvent être également prescrits avec des résultats très intéressants.

■ Le terrain

Il ne s'agit pas ici de traiter un « hypothétique » terrain du cancer, du sida ou de telle ou telle maladie, mais de prendre en compte le terrain chronique du patient, de ses antécédents personnels et familiaux, ses spécificités réactionnelles et sa sensibilité. Traiter ce terrain revient à donner toutes les chances à l'organisme de réagir le mieux possible à la maladie et à son traitement.

■ Le stress

La maladie grave et les traitements qu'elle impose provoquent un stress important et, là encore, l'homéopathie saura proposer des solutions adaptées à chaque cas, par exemple :

— **Gelsemium 15 CH**, la veille d'un examen difficile et redouté ;

— **Arsenicum album 15 CH**, quand le patient se désespère de son état ;

— **Aconit 15 CH**, contre la panique ;

— **Ignatia 15 CH**, contre l'hyperexcitabilité et l'instabilité émotionnelle ;

— **Chamomilla 15 CH**, en cas d'hypersensibilité à la douleur entraînant de la colère et de l'irritabilité.

■ Les petits « bobos »

De nombreuses petites maladies peuvent émailler et perturber le traitement, d'autant que certaines associations médicamenteuses peuvent être contre-indiquées. Les traitements homéopathiques ne sont jamais toxiques et aucune association ne pose de problèmes.

■ L'alimentation

Ce dernier aspect de la consultation est sans doute l'un des plus importants. De nombreuses études démontrent l'importance de certaines carences alimentaires. On sait aussi aujourd'hui que le stress provoqué par les maladies graves et leurs traitements entraîne une surconsommation de certains nutriments et que s'installent ainsi des carences alimentaires.

Mon expérience

Chaque patient présentant une maladie grave doit rester en contact étroit avec son médecin de famille ; ce dernier pourra vérifier que les traitements nécessaires sont bien suivis, et en expliquer l'utilité et le déroulement.

Le traitement homéopathique, quant à lui, loin d'entraver l'action du traitement chimiothérapique permet au contraire de mieux le supporter et d'optimiser ainsi les résultats.

Enfin le dialogue et l'écoute qu'exige la consultation homéopathique établissent un rapport médecin-malade très riche, indispensable dans le suivi de la maladie.

Que faire en attendant de consulter votre médecin ?

• Contre les nausées dues aux chimiothérapies, prendre :

— **Nux vomica 9 CH**, 5 granules en prévention et pendant la séance,

— **Tabacum composé**, 5 granules 4 fois par jour.

• Contre les brûlures digestives dues aux chimiothérapies, prendre :

— **Arsenicum album 15 CH**, 5 granules en prévention et pendant la séance,

— **Sulfuricum acidum 5 CH**, 5 granules 4 fois par jour.

Dans les deux cas, votre médecin peut vous prescrire des isopathiques des médicaments chimiothérapiques utilisés, en 15 CH, 5 granules chaque jour pendant toute la cure.

• Contre les brûlures de la peau après radiothérapie, prendre : **Radium bromatum 9 CH** et **Arsenicum album 9 CH**, 5 granules en alternance 2 ou 3 fois par jour.

• Contre la chute des cheveux, prendre : **Thallium sulfuricum 9 CH** et **Selenium 9 CH**, 5 granules de chaque, 2 fois par jour.

• Pour la préparation avant un traitement ou une intervention, prendre :

— en cas de trac, **Gelsemium 15 CH**, 1 dose la veille et 1 dose le matin ;

— en cas d'hypersensibilité à la douleur, **Chamomilla 15 CH**, 1 dose la veille et 1 dose le matin ;

— en cas de peur et d'idées noires, **Arsenicum album 15 CH**, 1 dose la veille et 1 dose le matin.

• Contre la fatigue, prendre :

— **China 9 CH** et **Kalium phosphoricum 9 CH**, 5 granules de chaque, 2 fois par jour ;

— **Cuivre - Or - Argent** et **Manganèse - Cuivre - Cobalt oligo-éléments**, 5 granules (1 mesure) de chaque, tous les jours.

Les interventions chirurgicales

Avant une intervention chirurgicale

De très nombreux patients viennent consulter leur médecin homéopathe avant une intervention chirurgicale. Le trac, les problèmes de cicatrisation, la reprise du transit intestinal et la fatigue sont les principales questions abordées.

Les traitements et conseils sont presque toujours les mêmes et peuvent être appliqués par tous.

▪ Trac

• Si le trac vous paralyse, prendre : **Gelsemium 15 CH**, 1 dose la veille et le matin de l'intervention.

• Si le trac vous rend hypersensible, prendre : **Ignatia 15 CH**, 1 dose la veille et le matin de l'intervention.

• Si la perspective d'avoir mal vous rend irritable et coléreux, prendre : **Chamomilla 15 CH**, 1 dose la veille et le matin de l'intervention.

■ Prévention des hématomes et des saignements

• Prendre systématiquement :
— **Phosphorus 15 CH**, 1 dose la veille et le matin de l'intervention ;
— ainsi qu'**Arnica 5 CH** et **China 9 CH**, 5 granules de chaque, 2 fois par jour, en débutant 3 jours avant l'intervention et en continuant 3 jours après.

■ Reprise du transit

• Lors des interventions abdominales, prendre : **Opium 15 CH**, 1 dose les 3 soirs suivant l'intervention.

• En cas de hoquet, prendre **Hyosciamus 15 CH**, 1 dose 3 jours de suite.

■ Cicatrice

• Prendre systématiquement : **Staphysagria 15 CH**, 1 dose toutes les semaines pendant 1 mois.

• En cas d'antécédents de cicatrices hypertrophiques, prendre également **Graphites 5 CH**, 5 granules 2 fois par jour pendant 1 mois.

■ Fatigue

• Après les interventions, prendre :
— **China 9 CH**, 5 granules 2 fois par jour pendant 15 jours ;
— et **Silicea 15 CH**, 1 dose 3 jours de suite.

Mon expérience

Vous devez consulter votre médecin homéopathe avant toute intervention afin de vous y préparer, mais également après l'intervention pour constater si elle n'a pas entraîné de modification du terrain ou de choc psychologique important.

DEUXIÈME PARTIE

Les polychrestes et les médicaments de mode réactionnel chronique

LES POLYCHRESTES

Certains médicaments homéopathiques sont appelés « polychrestes » (c'est-à-dire littéralement « multi-utiles », parce que leur expérimentation et leur utilisation thérapeutique nous ont montré que leur action s'étendait à de nombreux appareils (pulmonaire, cardiaque, urogénital, etc.).

Pour chacun, on peut constater des caractéristiques typologiques attachées à leur sensibilité. Certains de ses polychrestes sont d'origine toxique, tel Arsenicum album, et leurs actions multiples s'expliquent par la richesse pharmacologique de la substance de base. D'autres ne possèdent aucune action pharmacologique, tel Calcarea carbonica, et leur action est entièrement liée à la sensibilité des patients au médicament.

Le nombre de ces polychrestes est d'environ une trentaine, nous en retiendrons ici dix-neuf qui sont les plus utilisés, nous les retrouverons à la fois dans de nombreuses rubriques des chapitres « Que faire en attendant de consulter votre médecin ? », ainsi que dans les consultations homéopathiques où ils sont souvent cités comme médicaments de fond.

Pour chaque médicament, un certain nombre d'informations s'avèrent nécessaires pour comprendre toute la richesse de leurs possibilités thérapeutiques.

L'origine et la description

La plupart des médicaments homéopathiques sont issus de la pharmacopée traditionnelle de l'époque d'Hahnemann, le créateur de l'homéopathie. L'observation minutieuse et la méthode homéopathique nous ont permis de découvrir et d'affiner leurs grandes possibilités thérapeutiques en échappant à la toxicité, liée à leur utilisation traditionnelle et qui la limitait.

Aujourd'hui, nous connaissons précisément la composition chimique de chacune des substances de base et pouvons constater que :

— leurs possibilités thérapeutiques sont directement liées à leur composition chimique ;

— quand il s'agit de substances non toxiques ou même non pharmacologiquement actives, leur composition en acides aminés, en minéraux ou en traces de métaux est en parfaite cohérence avec leur action thérapeutique.

Les symptômes que recherche le médecin homéopathe

Deux cents ans de pratique de l'homéopathie ont permis de connaître les symptômes caractéristiques des médicaments ; l'habitude est de classer ses symptômes en quatre catégories selon la lésion et sa localisation, la sensation ressentie, les conditions d'amélioration ou d'aggravation et les symptômes concomitants.

■ La lésion et son aspect ou la localisation

Un médicament homéopathique peut être spécifique d'une lésion :

— sur un tissu précis, par exemple : Phosphorus sur le foie ;

— sur son aspect, par exemple : Silicea et la suppuration ;

— sur sa localisation précise, par exemple : Mercurius solubilis dans la bouche ou Sepia sur la peau autour de la bouche.

■ La sensation

Le caractère de la douleur : brûlante pour Arsenicum album par exemple, la sensation de pesanteur pour Sepia ou d'étouffement pour Lachesis est très importante car elle témoigne à la fois d'une lésion et de la réaction subjective de l'individu.

■ Les modalités

On entend par là les conditions d'amélioration ou d'aggravation de la lésion ou de la sensation, par exemple :

— amélioration au frais de Sulfur,

— amélioration au chaud de Silicea,

— aggravation au bord de la mer de Natrum muriaticum,

— aggravation la nuit entre 1 heure et 3 heures d'Arsenicum album,

— aggravation après le repas de Nux vomica.

■ Les symptômes concomitants

Ce sont les symptômes qui interviennent du fait de la maladie et qui témoignent de la réaction générale de l'organisme, de l'expression de sa sensibilité et de l'unité psychosomatique de l'individu. Ces symptômes sont particulièrement intéressants quand ils décrivent une modification du comportement :

— la transpiration de Calcarea carbonica,

— l'anxiété d'Arsenicum album,

— le désir d'alcool de Lachesis ou de Nux vomica.

Pour chaque médicament, les symptômes clés sont mis en évidence dans un encadré.

Situations sensibles

Chaque grand polychreste correspond à un ensemble de symptômes que l'on peut rencontrer particulièrement dans certaines circonstances.

• Soit la pathologie provoque des symptômes lésionnels ou fonctionnels qui correspondent généralement à l'action de ce médicament, par exemple :

— l'hépatite pour Phosphorus,

— la gastro-entérite pour Arsenicum album.

• Soit les conditions psychologiques ou physiologiques révèlent une fragilité ou une susceptibilité de l'individu, par exemple :

— l'entrée à l'école pour Pulsatilla,

— la grossesse pour Sepia,

— la ménopause pour Lachesis.

Personnes sensibles

Des personnes sont plus sensibles que d'autres à certaines substances ; les chercheurs diraient aujourd'hui que ce sont des individus « bons répondeurs ».

• Des tendances pathologiques communes : la sensibilité à ces médicaments s'exprime essentiellement à travers des fragilités physiologiques habituelles, ainsi :

— Pulsatilla et ses problèmes circulatoires,

— Lycopodium et ses problèmes hépatiques.

• L'aspect morphotypologique : certains médicaments conviennent plus particulièrement à certains individus, homme ou femme, grand ou petit, gros ou maigre. Ainsi,

— Pulsatilla convient plutôt pour les jeunes femmes ;

— Phosphorus pour des personnes maigres et longilignes ;

— Calcarea carbonica pour des personnes trapues et larges.

• Par ailleurs, certaines morphologies évoquent souvent le médicament :

— Thuya et la cellulite,

— Lachesis et les varicosités sur la face.

• Le comportement général : autrement dit les traits marquants et relativement constants du caractère de la personne et de sa psychologie sont en accord avec un médicament :

— l'irritabilité de Lycopodium,

— la timidité de Pulsatilla.

Cet aspect de l'homéopathie et du diagnostic a souvent été trop survalorisé en oubliant la réalité organique des maladies. C'est en partie à cause de ces excès que les homéopathes ont parfois eu la réputation d'être des psychologues qui soignaient plus le caractère de leurs patients que leurs maladies.

Indications pratiques

Même si le médicament homéopathique convient plutôt, par sa nature, à une réaction, qu'à une maladie, l'expérience nous indique que dans certaines pathologies il est particulièrement indiqué.

Dans ce chapitre, nous citerons simplement des indications courantes avec une posologie indicative, la plupart, reprises dans la rubrique « Que faire en attendant de consulter votre médecin ? »

Inutile de préciser que les posologies sont données à titre indicatif et que la susceptibilité individuelle ou le caractère particulier de la maladie peuvent les modifier.

Argentum nitricum

Le nitrate d'argent ou Argentum nitricum a longtemps été utilisé pour désinfecter et cautériser les plaies. En instillation dans les blennorragies, en collutoire pour la gorge, en collyre pour les yeux et même en lavement. Mais on l'a également employé par voie interne pour traiter l'épilepsie et l'agitation.

Son usage excessif ou chronique, outre qu'il conférait à la peau une couleur ardoisée, a montré ses possibilités thérapeutiques affinées par l'expérimentation et l'utilisation homéopathique en particulier sur :

— les muqueuses ORL et digestives,
— le système nerveux.

Les symptômes caractéristiques que recherche le médecin homéopathe

• État général et système nerveux :
— anxiété qui entraîne agitation et précipitation,
— trac avec diarrhée et agitation,
— vertiges,
— fatigue avec tremblements.
• Muqueuses ORL :
— impression d'une écharde dans la gorge,
— enrouements chroniques.
• Muqueuses digestives :
— brûlures avec ballonnements et éructations,
— diarrhées émotives matinales.

Symptômes clés :

— sensation d'échardes,
— brûlures gastriques,
— impression d'augmentation du volume du crâne,
— aggravation à la chaleur,
— éructations,
— agitation anxieuse.

Situations sensibles

C'est essentiellement le trac, l'appréhension qui provoquent l'apparition des symptômes d'Argentum nitricum chez les sujets sensibles, tous les stress et en particulier ceux entraînant l'impression qu'il faut se dépêcher ou la crainte d'être en retard.

Personnes sensibles

Même si, sur le plan des affections ORL et digestives, le médicament peut convenir à tout le monde, il semble qu'Argentum nitricum trouve surtout son action générale et profonde chez des individus qui présentent un tempérament bien défini.

■ En bonne santé

C'est un individu naturellement agité, sensible au trac, un enfant qui ne tient pas en place, ne prend pas le temps d'écouter avant d'agir, ce qui lui joue des tours à l'école. C'est aussi le plus souvent un adulte stressé, toujours pressé, qui ne termine pas ce qu'il a entrepris, se plaint de difficultés digestives, en particulier d'éructations. Il arrive en avance à la consultation, regarde l'heure vingt fois, énumère ses symptômes plus vite que le médecin ne peut les enregistrer.

■ Malade

Les troubles digestifs deviennent très importants, et les brûlures digestives de plus en plus fortes doivent faire craindre un ulcère ; les diarrhées matinales s'aggravent à la moindre appréhension.

L'agitation anxieuse est nette et le comportement devient phobique : vertiges, agoraphobie (phobie des lieux publics) avec tremblements et parfois incoordination motrice. L'insomnie s'accompagne de vertiges ; palpitations et angoisses complètent le tableau.

Indications pratiques

• Symptômes locaux :
— ballonnements avec éructations (9 CH, 5 granules 1 ou 2 fois par jour) ;
— diarrhées émotives (9 CH, 5 granules 1 ou 2 fois par jour) ;
— ulcère gastrique (9 CH, 5 granules 1 ou 2 fois par jour) ;
— laryngites avec douleur d'écharde (9 CH, 5 granules toutes les 2 heures).
• État général, le stress :
— comportement agité et anxieux (9 CH, 5 granules 1 ou 2 fois par jour) ;
— trac avec agitation (15 CH, 1 dose la veille) ;
— vertiges, instabilité (9 CH, 5 granules 1 ou 2 fois par jour) ;
— phobies (9 CH, 5 granules 1 ou 2 fois par jour).

Toutes ces indications et posologies ont été détaillées et comparées avec d'autres médicaments dans les rubriques « Que faire en attendant de consulter votre médecin ? »

En pratique Argentum nitricum ne doit pas être pris plus de quelques jours sans avis médical.

Mon expérience

Argentum nitricum est un médicament très efficace contre les brûlures d'estomac qui s'accompagnent de ballonnements et d'éructations bruyantes, quel que soit le tempérament de la personne. Dans les ulcères d'estomac des personnes anxieuses, Argentum nitricum aura l'intérêt de traiter à la fois la muqueuse stomacale et le tempérament stressé.

Sur les personnes présentant depuis longtemps des signes importants d'agitation anxieuse accompagnés de vertiges et de phobies diverses, Argentum nitricum, même s'il apporte un soulagement, ne sera pas suffisant pour traiter profondément le terrain et une psychothérapie devra être envisagée.

Si votre enfant présente des symptômes évoquant Argentum nitricum, difficulté à tenir en place, difficultés scolaires liées à l'instabilité et à la précipitation, le traitement homéopathique devra être associé à des exercices cherchant à détendre l'enfant, à lui apprendre à aller doucement : copies, lectures lentes à haute voix, travaux manuels précis et éventuellement des séances d'orthophonie.

À avoir à la maison :

— Argentum nitricum 9 CH, 1 tube,
— Argentum nitricum 15 CH, 1 dose.

Aurum

L'or, ou Aurum, semble avoir été utilisé de tous temps comme médicament.

Avicenne au XIe siècle décrit déjà ses vertus contre la mélancolie, les douleurs cardiaques et la « puanteur » de la bouche.

Aujourd'hui, sa toxicologie, en particulier cutanée et rénale, nous est bien connue avec les pathologies du travail et l'utilisation des sels d'or dans certaines maladies rhumatismales.

Son expérimentation et son utilisation homéopathique nous ont fait connaître ses très grandes possibilités thérapeutiques :

— sur l'appareil cardio-vasculaire,
— en ORL,
— sur le psychisme.

Les symptômes caractéristiques que recherche le médecin homéopathe

• État général et système nerveux : irritabilité, dépression, dégoût de la vie.

• Appareil cardio-vasculaire :

— hypertension artérielle,

— palpitations,

— artériosclérose.

• Os et ORL : infections traînantes, en particulier au niveau de l'oreille, du nez ou du maxillaire.

• Ganglions : induration.

Symptômes clés :

— palpitations et anxiété,
— aggravation la nuit,
— aggravation l'hiver,
— aggravation par la contradiction,
— désir d'alcool.

Situations sensibles

Au premier plan viennent les maladies cardio-vasculaires, surtout l'hypertension. L'éthylisme est aussi à l'origine de phénomènes congestifs et de troubles du comportement qui évoquent les possibilités thérapeutiques d'Aurum.

Enfin pour des tempéraments prédisposés, toutes les situations qui provoquent une rupture, un changement brutal de rythme ou de responsabilités peuvent être à l'origine d'une dépression justifiant la prescription d'Aurum.

Personnes sensibles

Les phénomènes congestifs et cardio-vasculaires évoquent des individus plutôt gros, à la face congestionnée, au nez rouge et veiné évoquant (à tort ou à raison) une consommation excessive d'alcool.

Dans la pratique, les possibilités d'action thérapeutique du médicament en ORL (otite, sinusite) ou sur la tension artérielle sont indépendantes de cet aspect morphologique.

En revanche, l'action d'Aurum sur les troubles du comportement et de l'humeur est très liée à une personnalité bien reconnaissable.

■ En bonne santé

Plus souvent un homme qu'une femme, c'est un adulte, parfois un enfant, actif et autoritaire, qui aime commander et aussi se surpasser. Il s'enivre volontiers de sa réussite, de sa force, de son courage, de ses exploits. Son comportement peut varier très vite et sa bonne humeur, parfois feinte, peut très vite laisser place à une irascibilité très pénible.

■ Malade

Autrement dit un individu déçu, ou après un échec, ou simplement vieilli ou à la retraite, est profondément affecté dans son « orgueil de chef » ; ses colères sont de plus en plus fréquentes et violentes, elles éclatent à la moindre contradiction. Le très fort sentiment d'échec ou d'indignation qu'il ressent nourrit un découragement, un dégoût de la vie, qu'une factice gaieté passagère ne suffit pas à camoufler. Le suicide devient souvent une idée obsédante.

Indications pratiques

• Psychisme :

— le syndrome dépressif réactionnel de l'adulte. Nécessite toujours la prise en charge médicale ;

— colères de l'enfant (15 CH, 5 granules chaque jour) ;

— dépression du vieillard (15 CH, 5 granules chaque jour).

• Domaine cardio-vasculaire :

— hypertension artérielle (9 CH, 5 granules matin et soir) ;

— palpitations (9 CH, 5 granules matin et soir) ;

— extrasystole (9 CH, 5 granules matin et soir).

• Domaine ORL et oculaire :

— sinusites chroniques (9 CH, 5 granules matin et soir) ;

— suppurations de l'oreille (9 CH, 5 granules matin et soir).

Toutes ces indications et posologies ont été détaillées et comparées avec d'autres médicaments dans les rubriques « Que faire en attendant de consulter votre médecin ? »

En pratique, Aurum ne doit pas être pris plus d'une semaine sans avis médical.

Mon expérience

Aurum rend de nombreux services pour traiter les hypertensions au stade où elles sont encore réversibles et permet souvent de retarder, ou de stabiliser, la prise d'anti-hypertenseurs majeurs.

De même, pour les sinusites ou les suppurations d'oreille, quand les sécrétions sont traînantes et très nauséabondes (comme le faisait déjà remarquer Avicenne au XIe siècle).

Dans les états dépressifs de l'adulte, la consultation spécialisée est nécessaire et Aurum permet d'optimiser le traitement. En revanche, Aurum s'avère bien utile pour calmer les accès de colère et l'irascibilité de l'enfance des « chefs ».

Enfin, chez le vieillard, de type Aurum, le ralentissement physique et intellectuel est souvent source d'une très forte dépression masquée par une activité et un optimisme trompeurs qui forcent l'admiration. Il faut savoir la reconnaître, la comprendre et la traiter.

À avoir à la maison :

— Aurum 9 CH, 1 tube,
— Aurum 15 CH, 1 dose.

Arsenicum album

L'anhydride arsénieux ou Arsenic album, comme tous les sels d'arsenic, est un toxique puissant. Il est encore utilisé par les dentistes pour dévitaliser les dents, mais dans ce cas il n'est pas dangereux, son action restant locale.

Sa toxicologie accidentelle ou criminelle et l'expérimentation nous permettent de bien connaître son action, qui s'étend sur la plupart des tissus de l'organisme et en particulier ceux :

— du système nerveux,
— des muqueuses digestives et respiratoires,
— de la peau.

Les symptômes caractéristiques que recherche le médecin homéopathe

• État général : fatigue et anxiété,

— affaiblissement, fatigue, frilosité ;

— anxiété, surtout la nuit, le malade s'inquiète exagérément de sa santé dans les états aigus et se désespère dans les états chroniques ;

— douleurs brûlantes.

• Muqueuses : irritation avec sécrétions corrosives,

— diarrhées et vomissements brûlants ;

— otites congestives brûlantes s'aggravant la nuit et améliorées par la chaleur (l'enfant met la main sur son oreille) ;

— crises d'asthme la nuit entre 1 heure et 3 heures ;

— cystites, vaginites brûlantes.

• Peau : inflammation aiguë ou desquamation,

— eczéma sec, « peau d'éléphant », desquamations fines ;

— lésions avec douleurs brûlantes, zona.

Symptômes clés :

— sensation de brûlure,
— faiblesse,
— frilosité,
— amélioration au contact du chaud,
— aggravation la nuit entre 1 heure et 3 heures,
— anxiété,
— désespoir.

Situations sensibles

Nous rencontrons souvent l'indication de ce médicament dans les circonstances suivantes :

— les gastro-entérites aiguës ou les intoxications alimentaires ;

— les infections aiguës ;

— les maladies chroniques qui altèrent l'état général ;

— tous les événements impressionnants (surtout chez l'enfant) ayant un rapport avec la mort : deuils, accidents, catastrophes, séparations, etc.

Personnes sensibles

Certaines personnes présentent plus facilement les indications de ce médicament et sont plus sensibles à son action thérapeutique.

■ En bonne santé

C'est un adulte ou un enfant sensible, émotif, à l'allure soignée, parfois d'une élégance recherchée ; il aime être précis au risque d'être maniaque.

Il n'est pas rare qu'il vienne consulter avec un dossier complet et bien ordonné, rédigé d'une écriture fine et nette.

■ Malade

Malade, il est vite fatigué, frileux, exagérément inquiet pour sa santé, se désespérant de son état. Le caractère nocturne et l'intensité des douleurs en cas d'asthme ou d'otite, par exemple, ne font qu'aggraver son anxiété.

Les manifestations chroniques comme l'asthme, l'eczéma, le rhume des foins alternent avec des périodes de fatigue ou d'anxiété.

Indications pratiques

• En crise aiguë :

— gastro-entérite (9 CH, 5 granules toutes les heures) ;
— intoxication alimentaire (15 CH, 1 dose à renouveler) ;
— otite aiguë (9 CH, 5 granules au coucher) ;
— névralgie aiguë (15 CH, 1 dose à renouveler) ;
— rhinite brûlante (9 CH, 5 granules 4 fois par jour).

• Le terrain (9 CH, 5 granules le matin ou 15 CH, 1 dose par semaine) :
— fatigue, amaigrissement,
— état anxieux,
— asthme, rhume des foins,
— colites chroniques.

Toutes ces indications et posologies ont été détaillées et comparées avec d'autres médicaments dans les rubriques « Que faire en attendant de consulter votre médecin ? »

En pratique, Arsenicum album dans les maladies aiguës ne doit pas être pris plus de 24 heures, et plus de trois jours dans les états chroniques, sans avis médical.

Mon expérience

Arsenicum album est un médicament d'action très fidèle et sa prescription sur ses symptômes clés comme la douleur brûlante, l'horaire nocturne ou l'anxiété est toujours rapidement couronnée de succès, en particulier dans les otites ou l'asthme.

Son action sur l'état général et le psychisme donne toujours de remarquables résultats (insomnies des enfants, par exemple, asthénie des personnes âgées, surtout après une maladie traînante).

Arsenicum album est toujours hypersensible ; quand l'enfant pleure la nuit, souffre d'une otite, quand l'adulte a une crise d'asthme ou une crise d'angoisse, quand la personne âgée se désespère de son état et de sa fatigue, il faut comprendre que ces souffrances et cette anxiété sont liées à une angoisse profonde, à l'angoisse de la mort.

Il ne faut pas brusquer Arsenicum album mais plutôt savoir le rassurer et le réchauffer en restant simplement près de lui.

À avoir à la maison :

— Arsenicum album 9 CH, 1 tube.
— Arsenicum album 15 CH, 2 doses.

Calcarea carbonica

Le nom complet de ce médicament est Calcarea carbonica ostrearum, c'est-à-dire le calcaire d'huître car il est fabriqué à partir de la couche moyenne de la coquille d'huître.

Cette poudre blanche est constituée essentiellement de calcaire, mais aussi de magnésium, de soufre, de silice et de traces de nombreux métaux.

Bien sûr, elle est non toxique et ne possède aucun pouvoir toxicologique ou pharmacologique.

Pourtant, l'expérimentation et l'usage clinique montrent que chez des individus sensibles, dont nous décrirons les caractéristiques plus loin, le médicament homéopathique Calcarea carbonica a une action très nette sur des signes précis, d'une part, et sur un terrain chronique, d'autre part.

Chez les sujets sensibles à ce médicament, on constate donc une action :

— sur le métabolisme général,
— sur le tissu osseux,
— sur le tissu lymphatique.

Les symptômes caractéristiques que recherche le médecin homéopathe

• Domaine ORL :
— rhino-pharyngites à répétition de l'enfant ;
— bronchites ou bronchiolites de l'enfant.
• Peau :
— eczéma du nourrisson,
— croûtes de lait,
— verrues planes de la face,

— verrues plantaires rondes, isolées,
— transpiration de la face.
• Domaine digestif : intolérance au lait.
• État général : tendance aux spasmes.

Symptômes clés :

— sensation de froid,
— faiblesse,
— aggravation par le froid humide,
— aggravation à la pleine lune,
— sueurs localisées,
— désir d'aliments indigestes.

Situations sensibles

Nous allons voir que ce médicament est indiqué chez des individus ayant des caractéristiques morphologiques particulières (nourrisson, enfant ou adulte).

Mais quel que soit l'âge, les mêmes situations sont à l'origine des symptômes nécessitant l'usage de Calcarea carbonica :

— les frayeurs faciles à déceler chez l'enfant craintif et impressionnable, moins facilement retrouvées chez l'adulte ;

— les excès alimentaires et la sédentarité entraînant surpoids et embonpoint.

Personnes sensibles

Ce qui caractérise la personne sensible à Calcarea carbonica, c'est avant tout sa constitution.

Quel que soit son âge, le sujet est plutôt trapu, le visage est carré ou rond, les dents sont carrées, les articulations sont peu souples, ce qui confère à l'individu Calcarea carbonica une allure un peu rigide et lourde.

Trois autres caractéristiques sont constantes : la lenteur, la craintivité, la tendance aux spasmes.

■ Bébé

C'est un bon gros bébé, bien rond, bien potelé, sa tête est large et ronde, son ventre gros et un peu mou. Il est facilement couvert de sueurs, surtout au niveau de la tête ; eczéma, croûtes de lait, érythème fessier sont très fréquents ; craintif, il sursaute au moindre bruit et peut même faire des spasmes du sanglot. Lent, mais précis, il ne se lance pas sans réfléchir, c'est ainsi qu'il marchera tranquillement mais prudemment vers 14 ou 15 mois.

■ Enfant

Sa constitution se confirmant, Calcarea carbonica grandit doucement à sa vitesse, sa lenteur et sa craintivité n'en font pas un casse-cou. Cet enfant à l'aspect robuste est pourtant très fatigable, et sujet aux crampes, aux spasmes et aux terreurs nocturnes. Il aime bien avoir une veilleuse pour s'endormir.

Sa puberté est généralement un peu tardive et souvent marquée par une hypertrophie mammaire.

■ Adulte

Il a souvent trop grossi et est sujet aux troubles métaboliques : diabète, acide urique, coliques néphrétiques. Sa lenteur, son anxiété quand elles sont au service d'un tempérament réfléchi, rigoureux, organisé peuvent être des qualités à l'origine d'une grande réussite professionnelle ; mais elles peuvent aussi être un handicap chez un individu en retard et très impressionnable.

Indications pratiques

• Pour les bébés :
— érythème fessier (15 CH, 5 granules par jour) ;
— croûtes de lait (15 CH, 5 granules par jour) ;
— eczéma (15 CH, 5 granules par jour) ;
— spasmes du sanglot (15 CH, 5 granules par jour) ;
— rhino-pharyngites à répétition (15 CH, 5 granules par jour).
• Pour les enfants :
— rhino-pharyngites à répétition (15 CH, 5 granules par jour) ;
— asthme (15 CH, 5 granules par jour) ;
— eczéma (15 CH, 5 granules par jour) ;
— spasmophilie (15 CH, 5 granules par jour) ;
— terreurs nocturnes (15 CH, 5 granules par jour).
• Pour les adultes :
— lithiase urinaire (30 CH, 1 dose à renouveler) ;
— obésité (15 CH, 5 granules par jour) ;
— goutte (15 CH, 5 granules par jour).

Toutes ces indications et posologies ont été détaillées et comparées avec d'autres médicaments dans les rubriques « Que faire en attendant de consulter votre médecin ? »

En pratique Calcarea carbonica ne doit pas être pris plus d'une semaine sans avis médical.

Mon expérience

Nombre de bébés ont une morphologie qui évoque Calcarea carbonica. Effectivement, ce médicament rend de très nombreux services dans le premier âge, que ce soit pour des maladies de peau ou des rhino-pharyngites. Ce qui ne signifie pas que tous ces enfants seront potelés toute leur vie. Bien souvent, on a la surprise de revoir, quelques années plus tard, un enfant longiligne et vif, qui pourtant avait, bébé, toutes les caractéristiques morphologiques et pathologiques de Calcarea carbonica.

Enfant, la morphologie se fixe et le caractère craintif et fatigable s'affirme ; toutes les variantes sont alors possibles en matière de comportement : soit l'enfant peut être organisé, réfléchi, sachant mesurer son effort et son temps, avançant sans dévier de sa route ; soit l'enfant s'avère lent, craintif, et se réfugie dans un refus obstiné d'aller à la vitesse qu'on veut lui imposer.

Adulte, nous retrouvons ces deux extrêmes : d'un côté l'organisé, travailleur méthodique à l'ambition programmée et contenue, et de l'autre le lent, fatigable, qui se laisse envahir par la paresse, l'anxiété et l'obésité.

À avoir à la maison :

Calcarea carbonica 15 CH, 1 tube.

Ignatia

La fève de Saint-Ignace ou Ignatia tout comme la noix vomique (Nux vomica) contient surtout de la strychnine, ce qui explique son action excitante sur le système nerveux. Son usage thérapeutique et son expérimentation à doses non toxiques nous montrent qu'elle provoque une :

— hyperesthésie de tous les sens,
— hypersensibilité aux émotions,
— tendance aux spasmes.

Les symptômes caractéristiques que recherche le médecin homéopathe

• État général : tous les troubles spasmodiques liés à l'émotivité ;
— hypersensibilité à la douleur,
— douleurs soudaines très localisées,
— hypersensibilité aux odeurs,
— sensation de boule dans la gorge,
— sensation de nœud à l'estomac,
— migraine vrillante « comme un clou enfoncé » dans la tête,
— toux nerveuse,
— fringales nerveuses,
— bâillements spasmodiques,
— envie de soupirer.

Symptômes clés :

Tous les symptômes sont déclenchés ou aggravés par l'émotion, les odeurs, les excitants.
Tous les symptômes sont améliorés et disparaissent par la distraction.

Situations sensibles

Toutes les situations provoquant une émotion, ressentie comme forte, heureuse ou malheureuse. Les deuils, les accidents, bien sûr, les vexations, les contrariétés, les déceptions, mais aussi les émotions heureuses, fêtes, événement familial, réussite personnelle.

L'important n'est pas forcément l'intensité de l'événement mais l'intensité avec laquelle il est ressenti.

Personnes sensibles

A priori, toute personne peut présenter, à l'occasion d'une émotion très forte, deuil ou grande joie, une hyperémotivité bien compréhensible, se traduisant par une instabilité de l'humeur, des spasmes et un comportement paradoxal.

Chacun de nous a déjà éprouvé la sensation de « boule dans la gorge » à l'occasion d'une cérémonie officielle ou familiale, voire même a été pris d'un fou rire nerveux.

Il n'en reste pas moins que certaines personnes sont plus sensibles que d'autres et présentent plus facilement les symptômes d'Ignatia.

■ En bonne santé

Le plus souvent, il s'agit d'une femme très émotive, ou d'un enfant, mais parfois aussi d'un homme au caractère gai et enjoué. Très vite émus, bouleversés, ils rient et pleurent facilement, poussent de grands soupirs ou bâillent. Leur humeur s'avère très changeante et très sensible à leur entourage.

■ Malade

Le type Ignatia se plaint souvent d'une manière excessive de spasmes à tous les niveaux, de douleurs survenant et repartant brusquement, de migraines. Les évanouissements sont fréquents et généralement spectaculaires.

Dans tous les cas, la personne cherche la distraction pour se changer les idées, mais elle peut aussi se replier sur elle-même et ressasser ses tristes pensées.

Indications pratiques

Tous les symptômes spasmodiques, changeants, paradoxaux, évoquant une hyperémotivité :

— boule dans la gorge (15 CH, 5 granules 1 ou 2 fois par jour) ;

— nœud à l'estomac (15 CH, 5 granules 1 ou 2 fois par jour) ;

— aérophagie (15 CH, 5 granules 1 ou 2 fois par jour) ;

— coliques (15 CH, 5 granules 1 ou 2 fois par jour) ;

— étouffement (15 CH, 5 granules 1 ou 2 fois par jour) ;

— toux nerveuse (15 CH, 5 granules 1 ou 2 fois par jour) ;

— palpitations (15 CH, 5 granules 1 ou 2 fois par jour) ;

— spasmophilie (15 CH, 5 granules 1 ou 2 fois par jour) ;

— insomnie d'endormissement (15 CH, 5 granules au coucher) ;

— grignotage (15 CH, 5 granules 1 ou 2 fois par jour).

Toutes ces indications et posologies ont été détaillées et comparées avec d'autres médicaments dans les rubriques « Que faire en attendant de consulter votre médecin ? »

En pratique, Ignatia peut être pris quelques jours ou occasionnellement sans avis médical.

Mon expérience

Ignatia est d'abord un grand médicament pour les personnes hyperémotives, à tendance spasmophile, et son utilisation permet d'éviter la prise de nombreux calmants inutiles.

C'est, en outre, un bon médicament familial pour calmer les enfants énervés par une fête ou un événement familial, et les adultes qui ont « la boule » ou « les boules » à la suite d'une émotion forte.

Il faut aussi toujours se souvenir que les sensations d'Ignatia sont calmées par la distraction et non par la consolation, rappel de leur douleur ou de leur anxiété. Donc du calme et de la diplomatie...

À avoir à la maison :

Ignatia 15 CH, 1 tube.

Lachesis mutus

Lachesis est le crotale muet, c'est-à-dire un serpent sans « sonnette » que l'on rencontre au Brésil ou en Guyane, au bord des rivières. Il est, bien sûr, très venimeux et, comme la plupart des venins, son action provoque surtout :

— une atteinte vasculaire accompagnée de troubles de la coagulation,

— une forte inflammation et infection locales.

L'expérimentation homéopathique retrouve ces symptômes, mais montre également, comme pour beaucoup de venins :

— une atteinte nerveuse avec alternance de dépression et d'excitation.

Les symptômes caractéristiques que recherche le médecin homéopathe

• Système nerveux et état général :

— alternance de dépression, le matin, et d'excitation, le soir ;

— très grande sensibilité aux vêtements qui serrent ou au contact ;

— ne peut supporter d'être serré autour du cou ou à la taille ;

— suffoque au moment de s'endormir (asthme).

• Système circulatoire :

— bleus, hématomes au moindre contact,

— veines douloureuses, varices,

— bouffées de chaleur congestives.

• Domaine gynécologique :

— tous les symptômes nerveux ou circulatoires sont aggravés par la diminution, le retard ou l'arrêt des règles ;

— c'est donc un grand médicament de périménopause.

Symptômes clés :

— hypersensibilité de contact,
— intolérance aux vêtements serrés,
— suffocation au moment de s'endormir,
— bouffées de chaleur,
— désir d'alcool,
— alternance de dépression et d'excitation.

Situations sensibles

Le signe majeur de ce médicament est l'aggravation de tous les symptômes à la diminution, au retard et à l'arrêt d'un écoulement. La périménopause sera donc la situation majeure où l'on retrouvera la symptomatologie de Lachesis. L'alcoolisme, par l'alternance d'excitation et de dépression qu'il provoque, évoque largement Lachesis.

Ajoutons, chez l'enfant en particulier, toutes les situations qui, s'il y est sensible, entraînent un sentiment de jalousie ou d'envie.

Enfin, la chaleur soit rayonnante (le soleil) aggrave les troubles circulatoires, soit confinée (métro) provoque la sensation d'étouffer.

Personnes sensibles

Les descriptions classiques avec la face rouge congestionnée, au nez un peu violet, concernent l'alcoolique ou certaines personnes présentant des troubles congestifs.

Dans la pratique, le médicament peut concerner homme et femme, adulte et enfant : ils ont généralement un comportement particulier en commun.

■ En bonne santé

L'individu alterne des phases de dépression, de lassitude, avec des phases d'excitation marquées par une grande loquacité. Cette alternance peut se dérouler tout simplement du matin au soir, ou être rythmée par les cycles pour la femme, ou sur de longues périodes d'hiver-été, par exemple. Dépressif après le sommeil, l'individu peut être excité par le soleil, la conversation ou l'alcool.

Facilement gêné par la chaleur, et un peu claustrophobe, Lachesis recherche le grand air et desserre systématiquement son col de chemise.

■ Malade

La dépression et l'excitation deviennent très prononcées ; la personne est profondément abattue et muette à certains moments, en particulier au réveil ; son caractère méfiant s'exacerbe et un violent sentiment de jalousie va être à l'origine d'un comportement agité, violent, avec une excitation verbale très forte, parfois exagérée par l'alcool.

Ce sentiment violent de jalousie, outre le comportement excessif qu'il induit, peut être source de somatisation, en particulier circulatoire avec rougeur sans sueur. Il n'est pas rare chez l'enfant de retrouver une otite congestive ou une pharyngite, après un accès de jalousie.

Situations pratiques

• Périménopause :

— règles en retard (1 dose en 9 CH, 15 CH, 30 CH les 22e, 23e, 24e jours du cycle) ;

— bouffées de chaleur (9 CH, 5 granules 2 fois par jour) ;

— règles peu abondantes de sang noir (9 CH, 5 granules 2 fois par jour) ;

— céphalées congestives (9 CH, 5 granules 2 fois par jour) ;

— hémorroïdes, thrombose (9 CH, 5 granules 2 fois par jour).

• État général et système nerveux :

— jalousie (15 CH, 1 dose à renouveler) ;

— insomnie, rêves de mort (15 CH, 1 dose à renouveler) ;

— humeur instable, alternante (15 CH, 1 dose à renouveler) ;

— sensations d'étouffement (15 CH, 1 dose à renouveler) ;

— insolation (15 CH, 1 dose à renouveler) ;

— asthme (15 CH, 1 dose à renouveler).

• Peau : acné rosacée (9 CH, 5 granules 2 fois par jour).

Toutes ces indications et posologies seront détaillées et comparées avec d'autres médicaments dans les rubriques « Que faire en attendant de consulter votre médecin ? »

En pratique, Lachesis ne doit pas être pris plus de quelques jours sans avis médical.

Mon expérience

Lachesis est d'abord un médicament très approprié à la périménopause caractérisée par les troubles de l'humeur, les troubles circulatoires et les bouffées de chaleur congestives. Très souvent, c'est au début de cette période, quand les règles s'espacent ou deviennent moins abondantes que Lachesis rétablit l'équilibre de manière spectaculaire, ce qui ne dispense pas des bilans gynécologiques nécessaires à ce stade.

Il ne faudrait pas considérer Lachesis exclusivement comme un médicament féminin de périménopause, ce serait oublier son grand intérêt chez l'homme présentant une congestion de la face, éprouvant la sensation d'être trop serré ou alternant dépression et excitation, mutisme et logorrhée.

En dehors des personnes présentant les caractéristiques comportementales du médicament, Lachesis peut être utilisé systématiquement dans les douleurs veineuses des jambes, surtout au soleil.

Enfin Lachesis s'avère très utile quand la jalousie rend l'enfant rouge de colère ainsi que sa gorge ou ses tympans.

À avoir à la maison :

— Lachesis 9 CH, 1 tube,
— Lachesis 15 CH, 1 dose.

Lycopodium

Le pied-de-loup ou Lycopodium est une plante très répandue en Europe. Ses spores contiennent une poudre orange, longtemps considérée comme inerte. Les pharmaciens l'utilisaient pour isoler les pilules et les artificiers pour simuler les éclairs au théâtre.

Dénué de toxicologie, son expérimentation et son usage homéopathique ont montré qu'il était l'un des plus grands médicaments de la pharmacopée homéopathique et, en tout cas, l'un des plus utilisés par les médecins homéopathes.

Son action est profonde et concerne plus particulièrement :

— le foie et tout l'appareil digestif,
— les reins,
— la peau,
— le métabolisme de l'acide urique et du cholestérol.

Les symptômes caractéristiques que recherche le médecin homéopathe

• Antécédents familiaux :

— allergie,

— goutte,
— ulcère d'estomac,
— migraines.
• Appareil digestif :
— antécédents d'hépatite, d'acétone, de crises de foie,
— ballonnements, surtout du bas du ventre avec gaz,
— brûlures d'estomac, ulcère du duodénum,
— migraines.
• Reins : coliques néphrétiques.
• Peau :
— la plupart des dermatoses avec prurit, urticaire,
— eczéma séborrhéïque.
• État général :
— tics de la face,
— fatigue, anxiété.

Symptômes clés :

— faim vite rassasiée,
— ballonnement au niveau de la ceinture,
— prurit,
— amélioration au frais,
— aggravation entre 16 et 20 heures,
— rougeur du visage après le repas.

Situations sensibles

Toutes les situations qui aggravent le terrain hépatique et les troubles du métabolisme de Lycopodium, c'est-à-dire une alimentation trop riche ou trop grasse. À noter, en particulier, une intolérance aux huîtres et aux oignons.

Les situations qui heurtent son caractère à la fois anxieux sur le plan physique et autoritaire, en particulier à certains âges de la vie :

— dans la petite enfance quand il est encore très dépendant et avant qu'il ne puisse acquérir un minimum d'autonomie ;

— à l'adolescence quand il s'inquiète sur sa normalité ;

— quand approche la vieillesse et s'inquiète de ses résultats d'analyses médicales et de sa santé.

Personnes sensibles

Lycopodium peut, en principe, être utile à toute personne qui présente des troubles digestifs, urinaires ou cutanés. Nous constatons que son action est particulièrement forte et fidèle chez des gens ayant des caractéristiques physiques et comportementales bien repérables.

■ En bonne santé

Lycopodium est souvent une personne physiquement peu développée, peu musclée. Elle apparaît plus âgée que son âge, aussi bien chez l'enfant que chez l'adulte, et son attitude sérieuse ajoute au respect qu'on lui porte naturellement. Inquiet sur ses capacités physiques, soit l'individu (et c'est le plus souvent un homme) se réfugie dans la lecture ou le travail, soit, au contraire, il cherche à se fortifier par des sports physiquement exigeants. En même temps, conscient de ses capacités intellectuelles au-dessus de la moyenne, il s'impose comme un leader responsable, à l'école d'abord, dans son travail plus tard.

■ Malade

Qu'elle soit d'origine métabolique ou psychologique, la maladie rend Lycopodium très anxieux et avive chez lui son inquiétude quant à sa résistance physique ; il devient alors excessivement irritable, désagréable, autoritaire, misanthrope. Il veut à la fois être seul et a pourtant besoin de la présence des autres.

Indications pratiques

• Domaine digestif :
— aérocolie, flatulence (5 CH, 5 granules 2 fois par jour) ;
— ulcère duodénal (5 CH, 5 granules 2 fois par jour) ;
— vomissements acétonémiques (5 CH, 5 granules 2 fois par jour) ;
— migraines digestives (5 CH, 5 granules 2 fois par jour).
• Reins : lithiase urinaire (9 CH, 5 granules par jour).
• Peau :
— urticaire chronique (9 CH, 5 granules par jour) ;
— dermatose séborrhéique (9 CH, 5 granules par jour) ;
— eczéma qui saigne facilement (9 CH, 5 granules par jour).
• Domaine ORL et bronches :
— coryza chronique (9 CH, 5 granules par jour) ;
— otite séreuse (9 CH, 5 granules par jour) ;
— allergie respiratoire (9 CH, 5 granules par jour).
• État général :
— anxiété, irritabilité (15 CH, 1 dose à renouveler) ;
— dépression réactionnelle (15 CH, 1 dose à renouveler) ;
— anorexie des enfants (5 CH, 5 granules 2 fois par jour) ;
— tics de l'enfance (15 CH, 1 dose à renouveler).

Toutes ces indications et posologies ont été détaillées et comparées avec d'autres médicaments dans les rubriques « Que faire en attendant de consulter votre médecin ? »

En pratique Lycopodium ne doit pas être pris plus de quelques jours sans avis médical.

Mon expérience

Lycopodium est l'un de nos meilleurs médicaments digestifs et, à en croire certains dermatologues homéopathes, le premier pour toutes les dermatoses avec prurit.

C'est également un grand médicament de fond pour traiter les terrains qui se manifestent par la répétition périodique, allergique par exemple, ou l'alternance des pathologies entre elles, urticaire-asthme-crise de foie.

Sur le plan du comportement, Lycopodium apporte de remarquables résultats contre l'anxiété des enfants, qui ne mangent rien, trop autoritaires ou « trop sérieux ». À la crise d'adolescence, il aide à calmer la peur de ne pas être « normal », tandis que chez le vieillard misanthrope et « grognon » les résultats ne sont pas à la hauteur des espoirs de son entourage.

Il faut savoir, à chaque fois, rassurer Lycopodium sur son « physique », être à la hauteur de ses capacités intellectuelles, savoir être près de lui sans le déranger… bref le servir et lui obéir… Tout un programme…

À avoir à la maison :

— Lycopodium 5 CH, 1 tube,
— Lycopodium 15 CH, 1 dose.

Mercurius solubilis

Le mercure soluble ou Mercurius Solubilis est une formule mise au point par Hahnemann et qui contient 85 % de mercure. La toxicité du mercure est connue par les intoxications professionnelles, les pollutions industrielles ainsi que les effets indésirables des traitements mercuriels antiseptiques, antiparasitaires et anti-syphilitiques avant la pénicilline.

Le mercure se fixe sur les tissus nobles (les poumons, les reins en particulier).

L'expérimentation et son utilisation homéopathique confirment les données de la toxicologie aiguë et chronique, et précisent l'action de Mercurius solubilis sur :

— les muqueuses ORL, digestives et génitales,
— les suppurations cutanées,
— le système nerveux.

Les symptômes caractéristiques que recherche le médecin homéopathe

• État général :
— pertes de mémoire,
— frissons,
— fourmillements des lèvres.

• Appareil digestif :
— infections de la bouche,
— haleine fétide,
— salivation exagérée,
— pharyngites,
— diarrhées douloureuses sanglantes.

• Domaine ORL et bronches : rhino-pharyngites avec rhinites muco-purulentes.

Symptômes clés :

- **— frissons à fleur de peau,**
- **— brûlure,**
- **— aggravation la nuit,**
- **— transpirations grasses surtout la nuit,**
- **— sécrétions muco-purulentes, corrosives.**

Situations sensibles

Essentiellement les infections aiguës et chroniques de la bouche et du pharynx.

Personnes sensibles

Sur le plan organique, toute personne peut présenter des symptômes susceptibles d'être traités par Mercurius solubilis ; pourtant les traitements ou les accidents mercuriels ont montré qu'il existait une grande différence de sensibilité entre les individus. Certaines personnes (enfants ou adultes) peuvent, en effet, réagir fortement, même à de simples traces. Les personnes sensibles à Mercurius solubilis présentent généralement un type comportemental particulier.

Mercurius solubilis convient à des enfants instables ayant de réelles difficultés de concentration et de mémoire entraînant des difficultés scolaires importantes, aggravées encore par un absentéisme dû à de nombreuses infections rhino-pharyngées.

Adulte, toujours impressionnable et émotif, le type Mercurius solubilis reste de caractère égocentrique. Sa faiblesse et son anxiété évoquent celles de Silicea, dont il partage la tendance aux suppurations sans posséder par ailleurs sa douceur et sa générosité.

On a souvent comparé le tempérament de Mercurius solubilis à la bille de mercure que l'on ne peut saisir et qui s'éparpille en mille petites billes ; elles se dispersent, puis se recollent, comme aimantées et mues par une pulsion égocentrique.

Indications pratiques

• État général :
— difficultés scolaires (15 CH, 1 dose à renouveler) ;
— instabilités caractérielles (15 CH, 1 dose à renouveler) ;
— tremblements des extrémités (15 CH, 1 dose à renouveler).
• Nez, gorge, oreilles :
— angines, pharyngites (9 CH, 5 granules 4 fois par jour) ;
— rhino-pharyngites muco-purulentes (9 CH, 5 granules 4 fois par jour).
• Appareil digestif :
— gingivites (9 CH, 5 granules 4 fois par jour) ;
— aphtes (9 CH, 5 granules 4 fois par jour) ;
— pyorrhée dentaire (9 CH, 5 granules 4 fois par jour) ;
— colites ulcéreuses (9 CH, 5 granules 4 fois par jour).
• Peau : suppurations traînantes (9 CH, 5 granules 4 fois par jour).

Toutes ces indications et posologies seront détaillées et comparées avec d'autres médicaments dans les rubriques « Que faire en attendant de consulter votre médecin ? »

En pratique, Mercurius solubilis ne doit par être pris plus d'une semaine sans avis médical.

Mon expérience

Mercurius solubilis est essentiellement le grand médicament des infections de la bouche, de la gorge, et de toutes les affections qui se traduisent par une irritation et une sécrétion muco-purulente verdâtre et corrosive.

D'autres sels de mercure sont également utilisés et leurs actions sont très proches avec néanmoins des particularités :

— Mercurius corrosivus, comme son nom l'indique, est efficace quand l'ulcération domine, par exemple dans certaines colites ulcéreuses ou dans des pharyngites avec ulcération.

— Mercurius cyanatus est très efficace dans les cas de pharyngites présentant de petites membranes sur les amygdales. Ce médicament était également utilisé avec succès contre les diphtéries.

En ce qui concerne les troubles du comportement, en particulier de l'enfant, Mercurius solubilis peut être très intéressant en cas de difficultés scolaires chez les enfants instables qui se dispersent et ne peuvent fixer leur attention.

Plus aptes aux exercices pratiques, ils sont vite dépassés par les exercices abstraits et se réfugient alors dans une attitude le plus souvent distante mais également bruyante et querelleuse.

Il faut savoir reconnaître le comportement de ces enfants, les aider avec des séances d'orthophonie, et savoir les orienter dans leur scolarité en privilégiant un enseignement pratique et bien encadré.

À avoir à la maison :

— Mercurius solubilis 9 CH, 1 tube ;
— Mercurius corrosivus 9 CH, 1 tube.

Natrum muriaticum

C'est le sel de mer, c'est-à-dire essentiellement du chlorure de sodium. On sait que l'absorption massive d'eau de mer est toxique et provoque des troubles neurologiques graves. On connaît aussi le rôle du sel dans le fonctionnement rénal, les échanges d'eau et dans la régulation de la tension artérielle.

L'expérimentation homéopathique précise ce rôle majeur du sel dans l'organisme :

— sur la peau,

— sur les muqueuses,

— sur l'état général.

Les symptômes caractéristiques que recherche le médecin homéopathe

• État général, système nerveux :

— amaigrissement surtout du haut du corps avec néanmoins de la cellulite au niveau du bassin ;

— asthénie soit par à-coups à 10 heures du matin, soit alternant avec des phases d'excitation ;

— dépression réactionnelle marquée par une grande tristesse, en particulier après un choc sur le plan affectif, familial ou à la suite d'une déception sentimentale.

• Peau :

— la peau est par endroits grasse, huileuse sur le front et par endroits sèche, autour de la bouche ; la lèvre inférieure est souvent fendue au milieu ;

— eczéma sec ;

— allergie solaire, lucite ;

— herpès labial ;

— verrues des mains et doigts.

• Muqueuses surtout ORL :

— tantôt sèches, douloureuses, entraînant une soif intense ;

— tantôt sécrétant, dans les rhino-pharyngites, des mucosités claires, filantes mais non irritantes.

Symptômes clés :

— fourmillement des extrémités,
— spasmophilie,
— aggravation à 10 heures au soleil,
— aggravation au bord de mer,
— périodicité quotidienne,
— soif,
— désir de sel,
— troubles de l'appétit,
— boulimie.

Situations sensibles

Toutes les maladies qui provoquent ou aggravent l'amaigrissement et la déshydratation ; les maladies infectieuses, grippes, maladies ORL fébriles de l'enfant mais aussi les gastro-entérites avec importantes pertes de liquides.

Toutes les situations qui perturbent l'équilibre affectif de Natrum muriaticum, très émotif, en particulier pendant l'adolescence, les conflits avec un parent, les déceptions et ruptures sentimentales.

Personnes sensibles

Ce médicament est conseillé surtout chez les enfants, les adolescents et les jeunes adultes, le cas typique étant l'adolescente.

C'est toujours une personne plutôt longiligne, présentant une nette maigreur du haut du corps et une tendance à la cellulite du bas du corps. Le plus souvent brune, sa peau est grasse sur le front et sèche autour de lèvres le plus souvent fissurées. Sa langue présente des zones blanchâtres dépigmentées « en carte de géographie ». Frileuse, fatigable, la jeune fille se plaint de troubles circulatoires des extrémités.

▪ En bonne santé

C'est classiquement une adolescente, gracieuse, émotive qui aime la danse, la musique, joue souvent d'un instrument, est très sensible à son environnement affectif. Elle peut avoir un comportement excessif, instable. Soit hyperactive, soit boudeuse, elle reste alors enfermée dans sa chambre et dans ses rêves « romantiques ».

▪ Malade

Natrum muriaticum est avant tout épuisée, physiquement et moralement ; seule, son intelligence reste très vive ; repliée sur elle-même, isolée, elle pleure beaucoup, refuse de communiquer, et toute tentative de consolation semble vaine.

Les troubles de l'appétit sont toujours présents : soit dégoût et anorexie, soit fringale et parfois boulimie. Le sentiment de chagrin, de peine intense, en particulier après une rupture sentimentale, peut laisser place à une dépression profonde qui nécessite une prise en charge médicale et psychologique.

Indications pratiques

• État général :

— convalescence des maladies infectieuses (9 CH, 5 granules par jour) ;

— amaigrissement (9 CH, 5 granules par jour) ;

— fatigue liée à la croissance (9 CH, 5 granules par jour) ;

— chagrin d'amour, dépression (15 CH, 1 dose à renouveler).

• Peau :

— herpès labial récidivant (15 CH, 1 dose à renouveler) ;

— urticaire au soleil et à l'effort (15 CH, 1 dose à renouveler) ;

— acné du front sur une peau grasse (9 CH, 5 granules chaque jour) ;

— eczéma sec des plis (9 CH, 5 granules chaque jour).

• Muqueuses :
— asthme (9 CH, 5 granules chaque jour) ;
— rhinites traînantes de mucus clair (9 CH, 5 granules chaque jour) ;
— constipation avec des selles sèches (9 CH, 5 granules chaque jour).

• Domaine gynécologique : syndromes prémenstruels (15 CH, 1 dose à renouveler).

Toutes ces indications et posologies ont été détaillées et comparées avec d'autres médicaments dans les rubriques « Que faire en attendant de consulter votre médecin ? »

En pratique, Natrum muriaticum ne doit pas être pris plus d'une semaine sans avis médical.

Mon expérience

Natrum muriaticum est d'abord un médicament très fidèle des maladies de peau, des affections ORL et respiratoires, des eczémas secs des plis, des allergies solaires, des rhumes et de l'asthme. C'est également le grand médicament des troubles de la croissance des enfants qui, malgré un appétit d'ogre, non seulement ne grossissent pas, mais maigrissent à la moindre grippe ou gastro-entérite.

C'est néanmoins à propos des troubles du comportement de l'adolescence que Natrum muriaticum nous apporte une aide irremplaçable.

Ce médicament est rapidement actif sur les troubles de l'humeur des adolescents et les dépressions réactionnelles qui peuvent s'ensuivre. Par ailleurs, les caractéristiques morphologiques et comportementales permettent très facilement de les reconnaître, et de ce fait de mieux les comprendre et les aider dans les situations difficiles.

Savoir comprendre la souffrance de l'adolescent Natrum muriaticum, la considérer, respecter son indépendance et ses choix, son besoin de solitude, de musique, veiller à son alimentation, savoir que la montagne l'apaise alors que les bords de mer l'énervent ; c'est cela aussi savoir soigner ses enfants et éviter ainsi l'apparition de nombreuses crises familiales graves et la prescription de tranquillisants, souvent inutiles.

À avoir à la maison :

— Natrum muriaticum 9 CH, 1 tube,
— Natrum muriaticum 15 CH, 1 dose.

Nux vomica

La noix vomique ou Nux vomica est un poison. La strychnine (utilisée dans certains raticides), qui est son principal composant, provoque des convulsions, un coma et la mort par asphyxie.

L'utilisation thérapeutique de Nux vomica ou son expérimentation à très faible dose démontre son action à trois niveaux :

— elle stimule l'excitabilité nerveuse,
— elle augmente l'acuité des sens,
— elle favorise la digestion.

Les symptômes caractéristiques que recherche le médecin homéopathe

• Tube digestif : spasmes à tous les niveaux de la digestion,

— estomac gonflé, la digestion semble bloquée, envie de vomir pour se soulager ;
— acidité, reflux, haleine acide,
— coliques,
— faux besoins, impression de selles incomplètes.

• Système nerveux : hypersensibilité,
— crampes, spasmes,
— frilosité, frissons,
— hypersensibilité au bruit, à la lumière et aux odeurs.
• État général : irritabilité et fatigue,
— irritable, « soupe-au-lait », se met en colère sans raison ;
— somnolent après les repas, s'endort facilement ;
— insomnie vers 3 heures du matin en pensant à ses problèmes ;
— céphalées le matin au réveil, cuir chevelu douloureux.

Symptômes clés :

— hypersensibilité au froid, au bruit,
— douleurs à l'estomac 2 heures après le repas,
— aggravation le matin au réveil,
— amélioration après un court sommeil,
— somnolence après les repas,
— désir d'excitants, d'alcool.

Situations sensibles

Nous retrouvons très fréquemment l'utilisation de ce médicament dans les circonstances suivantes :
— les repas trop copieux ou trop arrosés,
— le surmenage et les soucis professionnels, surtout s'ils s'accompagnent de sédentarité et d'une alimentation trop riche ;
— les excès de calmants ou de stimulants.

Personnes sensibles

La pharmacologie nous apprend que les jeunes enfants et les personnes âgées sont particulièrement plus sensibles à la strychnine. Dans la pratique quotidienne, nous constatons, en effet, qu'ils ont en commun d'être plus sensibles au froid, au bruit, aux excès alimentaires et à la contrariété.

■ En bonne santé

C'est une personne très active, très occupée : en général, un homme d'affaires mais aussi une femme qui cumule un travail, la maison et les enfants, voire même un enfant surmené entre sa scolarité, les amis et les activités extrascolaires.

Voulant mener à bien ses projets, Nux vomica n'aime pas qu'on le contrarie et voudrait toujours être plus efficace. Le sucre pour les enfants, le tabac, l'alcool, les excitants pour les plus grands les stimulent momentanément mais ne font qu'aggraver leur cas.

■ Malade

Malade, sa lassitude s'accroît surtout après les repas et, au réveil, il devient de plus en plus hypersensible. Irritable et coléreux, ses troubles digestifs s'aggravent. La nuit il se réveille vers 3 heures du matin à cause des douleurs d'estomac et de l'anxiété. Il pense à tout ce qu'il a à faire et s'agite pour ne se rendormir qu'au petit matin, juste avant que le réveil ne sonne, ce qui n'arrange pas sa torpeur au réveil et sa mauvaise humeur.

Indications pratiques

• Cas aigus :

— indigestions (5 CH, 5 granules 2 ou 3 fois par jour) ;

— suites de repas de fête (5 CH, 5 granules 2 ou 3 fois par jour) ;

— prévention de la « gueule de bois » ;

— constipations avec faux besoins (5 CH, 5 granules 2 ou 3 fois par jour) ;

— hémorroïdes (5 CH, 5 granules 2 ou 3 fois par jour) ;

— acidité (5 CH, 5 granules 2 ou 3 fois par jour) ;

— rhume des foins ou le rhume à ses débuts avec éternuements, nez bouché et frissons (5 CH, 5 granules 2 ou 3 fois par jour) ;

— syndromes grippaux (5 CH, 5 granules 2 ou 3 fois par jour).

• Le terrain (15 CH, 1 dose par semaine ou 5 granules 3 fois par semaine) :

— le terrain anxieux qui se traduit par de l'irritabilité accompagnée de spasmes, de colère et d'hypersensibilité au froid ;

— l'insomnie des surmenés,

— après tous les traitements médicamenteux longs ou excessifs, qu'il s'agisse du sevrage des tranquillisants, d'abus de laxatifs, d'abus de café ou d'excitants.

Toutes ces indications et posologies seront détaillées et comparées avec d'autres médicaments dans les rubriques « Que faire en attendant de consulter votre médecin ? »

En pratique, Nux vomica peut être pris pendant 1 semaine ou occasionnellement sans avis médical.

Mon expérience

Nux vomica est un médicament que l'on doit toujours avoir à la maison : on pense en priorité à lui pour tous les troubles digestifs, que ce soient les coliques du bébé, l'indigestion du grand ou « la gueule de bois » des lendemains de réveillon.

C'est également très souvent le médicament du rhume, en particulier chez le bébé qui a le nez « enchifrené », et qui éternue.

Enfin, c'est un fantastique calmant pour les surmenés, irritables, coléreux, insomniaques qui réclament leurs vitamines le matin et leurs somnifères le soir. À tous ces patients, il faut savoir conseiller une alimentation plus légère, une diminution du café et des exci-

une petite sieste après le déjeuner, un peu d'exercice phy-, et du Nux vomica 15 CH régulièrement. Et à leur entourage, de la patience, de la compréhension et de l'affection...

À avoir à la maison :

— Nux vomica 5 CH, 1 tube ;
— Nux vomica 15 CH, 1 tube.

Phosphorus

Le phosphore ou Phosphorus est connu par tous, comme le combustible des allumettes et des feux d'artifice.

Il est également connu pour sa haute toxicité (il entre dans la composition de certains pesticides). L'intoxication aiguë provoque une atteinte irréversible des tissus nobles, en particulier ceux du foie, alors que l'intoxication chronique entraîne une nécrose osseuse.

Comme pour tous les toxiques, l'expérimentation et l'utilisation thérapeutique confirment ses possibilités thérapeutiques et précisent l'action du médicament homéopathique Phosphorus :
— sur le foie,
— sur le système digestif,
— sur le système nerveux,
— sur le sang.

Les symptômes caractéristiques que recherche le médecin homéopathe

• Système nerveux et état général :
— humeurs instables,
— tendances dépressives.

• Foie : hépatite aiguë.
• Appareil digestif : gastro-entérites aiguës avec vomissements.
— ORL : irritations, laryngites, enrouements.
— Poumon : pneumonies aiguës.
— Sang : tendances hémorragiques.

Symptômes clés :

— hypersensibilité sensorielle,
— brûlure entre les épaules,
— brûlure des paumes des mains et des pieds,
— sensations de larynx à vif,
— aggravations au froid,
— améliorations au chaud,
— désirs d'aliments froids,
— faim la nuit.

Situations sensibles

L'action très efficace de Phosphorus justifie son utilisation dans des situations lésionnelles bien précises telles que l'hépatite aiguë ou certaines pneumopathies aiguës, quel que soit le profil psychologique ou morphologique du sujet.

En revanche, les situations de stress, les perturbations de son environnement (humain ou atmosphérique) agissent fortement sur l'individu sensible reconnaissable à son caractère qui, s'il ne s'enflamme pas, reste très impressionnable.

Personnes sensibles

L'individu sensible à Phosphorus a une constitution et un tempérament bien reconnaissables.

■ En bonne santé

Il est longiligne, on dit aussi « phosphorique » par opposition à la constitution « carbonique » de Calcarea carbonica ou celle « fluorique » de Calcarea fluorica ; mince, élancé, il faut surveiller son dos car il a tendance à se voûter, sa constitution le rend fatigable à la marche.

Émotif, vulnérable, il est hypersensible à son environnement, le bruit, le froid, les odeurs fortes, l'antipathie et par-dessus tout l'orage ; en revanche si l'atmosphère est bonne, il se sent en pleine forme.

Instable, ses résultats scolaires sont irréguliers.

Vite fatigué, enthousiaste, il est comme le métal phosphore, avide d'oxygène et s'enflamme facilement ; en revanche il se consume vite, et son tempérament excessif est limité par sa fragilité physique et nerveuse.

■ Malade

Il se sent vidé, sa vulnérabilité s'accentue ; épuisé physiquement et nerveusement, il est triste et découragé. Il se plaint de douleurs brûlantes, en particulier entre les omoplates, et d'une sensation de vide dans l'estomac mais aussi dans la tête. Tous ses symptômes s'aggravent le soir au crépuscule.

Indications pratiques

• État général et système nerveux, ces indications sont liées à la sensibilité du sujet :

— humeurs instables (15 CH, 1 dose à renouveler) ;
— fatigabilités excessives (15 CH, 1 dose à renouveler) ;
— vertiges chez le vieillard (15 CH, 1 dose à renouveler).

• Sang :

— tendances hémorragiques (15 CH, 1 dose à renouveler) ;
— saignements de nez (15 CH, 1 dose à renouveler) ;

— préparations aux interventions chirurgicales (15 CH, 1 dose la veille).

• Appareil digestif .

— hépatites virales (15 CH, 1 dose 2 fois par jour) ;

— gastro-entérites (9 CH, 5 granules 4 fois par jour) ;

— acétone (15 CH, 1 dose à renouveler).

• Nez, gorge, oreilles : enrouement (9 CH, 5 granules 4 fois par jour).

• Poumon : pneumonies (9 CH, 5 granules 4 fois par jour).

• Cœur : voir homéopathie et cardiologie.

Toutes ces indications et posologies ont été détaillées et comparées avec d'autres médicaments dans les rubriques « Que faire en attendant de consulter votre médecin ? »

En pratique, Phosphorus ne doit pas être pris plus de quelques jours sans avis médical.

Mon expérience

Phosphorus est un médicament indispensable pour traiter des troubles lésionnels aigus, dans l'hépatite, la pneumonie, ainsi que dans diverses situations cardiologiques. Il apporte avec quelques autres médicaments tels que Arsenicum album ou Mercurius solubilis une réponse évidente à tous ceux qui pensent que l'homéopathie n'a qu'un effet placebo ou ne soigne que des « bobos ».

Phosphorus traite, nous l'avons vu, de très nombreux troubles fonctionnels chez les individus qui y sont sensibles. Dans la pratique, pris comme traitement de fond de manière hebdomadaire, Phosphorus peut être épaulé précieusement d'une manière symptomatique par des sels de phosphore :

— Calcarea phosphorica contre la fatigue et les douleurs dorsales ;

— Magnesia phosphorica contre les spasmes et les douleurs de coliques ;

— Kalium phosphoricum contre la fatigue cérébrale avec pertes de mémoire et difficultés de concentration.

Phosphorus doit mener une vie régulière, avoir un sommeil suffisant, une alimentation saine à laquelle on doit adjoindre des sels minéraux.

Il faut enfin veiller particulièrement sur l'adolescent, comprendre son fléchissement scolaire, sa vulnérabilité, son tempérament enthousiaste et excessif qui peut le conduire à faire des expériences pas toujours recommandées et recommandables (drogues, fugues, etc.).

À avoir à la maison :

— Phosphorus 15 CH, 1 dose ;
— Magnesia phosphorica 9 CH, 1 tube ;
— Kalium phosphoricum 9 CH, 1 tube.

Pulsatilla

L'anémone pulsatille, Pulsatilla ou Coquerelle, était aussi appelée l'herbe au vent ou la fleur de Pâques. Elle fleurit au printemps, principalement dans le Midi sur des terrains arides, calcaires, riches en silice.

Les principes actifs qui en sont extraits sont connus pour leurs actions antispasmodiques et anticatarrhales.

L'expérimentation homéopathique a permis d'affiner son champ d'action thérapeutique au niveau :

— des muqueuses respiratoires et digestives,
— du système veineux,
— de l'appareil génital,
— de l'état général.

Les symptômes caractéristiques que recherche le médecin homéopathe

• Symptômes respiratoires :
— rhumes avec nez sec la nuit et écoulements jaunes, non irritants la journée ;
— toux sèche la nuit, grasse le jour ;
— perte du goût et de l'odorat à cause du rhume.
• Symptômes digestifs :
— digestion lente et difficile,
— dégoût du gras.
• Symptômes veineux :
— rougeur des extrémités, aspect marbré de la peau ;
— veines gonflées à la chaleur, varices.
• Symptômes génitaux :
— règles en retard, peu abondantes ;
— règles plus importantes le jour que la nuit.
• Symptômes généraux :
— timidité, émotivité,
— grande variabilité de l'humeur,
— difficultés d'endormissement.

Symptômes clés :

— variabilité de l'humeur,
— aggravation à la chaleur dans une pièce fermée,
— amélioration au frais,
— intolérance aux matières grasses,
— absence de soif.

Situations sensibles

D'abord toutes les infections aiguës ou chroniques qui provoquent un écoulement traînant, non irritant des muqueuses, en particulier les rhino-pharyngites des enfants, les chaleurs ou froids excessifs qui aggravent le système veineux et la circulation des extrémités.

Enfin, toutes les situations qui perturbent le tempérament timide, émotif, avide d'affection et de sympathie de Pulsatilla :

— la naissance d'un petit frère ou sœur pour un jeune enfant ;
— les examens, la nouveauté ;
— la sexualité.

Personnes sensibles

Il a souvent été décrit que Pulsatilla convenait particulièrement à des jeunes filles, blondes, à la peau marbrée, bien en chair et timide. C'est sans doute vrai pour les troubles veineux et pour les règles mais pour les muqueuses et l'émotivité, ce médicament convient aussi bien aux enfants et parfois à des hommes au caractère doux et émotif.

• En bonne santé : elle — puisqu'il s'agit le plus souvent d'une jeune femme — a souvent la peau claire et marbrée à cause des problèmes veineux. Timide, émotive, sa voix est douce et caressante, elle recherche la sympathie et se sent bien au milieu de sa famille ou de ses amis. Elle pleure pour un rien et est vite consolée. Pudique, elle rougit facilement. Son caractère changeant lui fait alterner bonne et mauvaise humeur. Quant à l'enfant, s'il est timide à l'extérieur, il peut être « très présent » à la maison. Plutôt du soir, les enfants comme les adultes ne peuvent pas se coucher et ne peuvent pas se lever non plus.

Tout s'arrange toujours avec des marques d'affection, d'amitié ou de sympathie.

• Malade : ou inquiète, déçue ou blessée dans son avidité d'affection, la tristesse et la mauvaise humeur l'emportent, elle devient taciturne et dépressive. L'enfant peut même régresser, se mettre à faire pipi au lit, sucer son pouce à nouveau. Les troubles du sommeil sont constants, avec une difficulté à se coucher le soir et à se lever le matin.

Indications pratiques

• Domaine ORL :

— rhino-pharyngites, bronchites avec mucosités jaunâtres (9 CH, 5 granules 3 fois par jour) ;

— toux grasse le jour, sèche la nuit (9 CH, 5 granules 3 fois par jour).

• Domaine circulatoire :

— congestion, varices (9 CH, 5 granules chaque jour) ;

— engelures (9 CH, 5 granules chaque jour).

• Domaine gynécologique :

— règles en retard ou peu abondantes (9 CH, 5 granules chaque jour) ;

— syndrome prémenstruel (15 CH, 1 dose les 20e, 21e, 22e jours du cycle).

• État général :

— insomnie d'endormissement (15 CH, 5 granules le soir) ;

— syndrome dépressif (15 CH, 1 dose à renouveler) ;

— sentiment d'abandon (15 CH, 1 dose à renouveler).

Toutes ces indications et posologies ont été détaillées et comparées avec d'autres médicaments dans les rubriques « Que faire en attendant de consulter votre médecin ? »

En pratique, Pulsatilla ne doit pas être pris plus de quelques jours sans avis médical.

Mon expérience

Pulsatilla est un excellent médicament, très utile contre les rhumes et les bronchites qui traînent. Toutefois, chez les enfants sujets aux otites, il faut être prudent car il peut favoriser la suppuration. Dans les troubles veineux et gynécologiques, Pulsatilla est un médicament de base du traitement du terrain.

En ce qui concerne les troubles de l'humeur, Pulsatilla apporte des résultats spectaculaires dans la timidité et l'émotivité, bien sûr, mais aussi dans les syndromes dépressifs liés à un abandon ou à un sentiment d'abandon. En particulier chez les jeunes enfants qui, à l'occasion de la naissance d'un bébé, d'une séparation, du divorce des parents, de l'entrée à la crèche ou à la maternelle peuvent présenter de véritables dépressions, qu'il faut vite repérer et traiter.

Pulsatilla est avide d'amour, d'affection, et recherche la consolation et la sympathie. Sachons donc quand la personne souffre (adulte ou enfant) la comprendre, la consoler, lui accorder du temps, rien que pour elle, lui prendre la main et l'accompagner un bout de chemin.

Pulsatilla, en 15 ou 30 CH, et un comportement adapté à sa personnalité évitent la prise de nombreux tranquillisants, inutiles et dangereux surtout chez les enfants.

À avoir à la maison :

— Pulsatilla 9 CH, 1 tube ;
— Pulsatilla 15 CH, 1 dose.

Sepia

C'est l'encre de seiche. Ce liquide noirâtre, dont se sert la seiche pour teindre ses œufs et protéger sa fuite, est utilisé pour le dessin.

Sa composition chimique est très riche en acides aminés, en oligo-éléments, en enzymes, mais elle ne présente aucune action toxique. C'est son expérimentation et son utilisation homéopathique qui, une fois n'est pas coutume, nous ont fait connaître son très grand intérêt thérapeutique :

— sur l'état général,
— sur la circulation,
— sur la peau,
— sur l'appareil de soutien (ligaments, tissu conjonctif).

Les symptômes caractéristiques que recherche le médecin homéopathe

• État général et système nerveux : dépression, indifférence, crises de larmes, recherche de solitude. Ces phases succèdent souvent à des périodes plus courtes d'hyperactivité ou d'irritabilité. Cette succession de symptômes se rencontre le plus souvent chez la femme avant ses règles.

• Circulation, congestion veineuse du bassin entraînant :
— sensations de pesanteur dans le ventre, dans le rectum,
— hémorroïdes,
— retentissements hépatiques avec « crise de foie ».

• Peau :
— toutes lésions se situant autour de la bouche, herpès, acné, eczéma ;
— crevasses sur une peau épaissie au niveau des mains ;
— masque de grossesse, taches brunes.

• Tissu de soutien, ligaments, tissu conjonctif :

— relâchements des ligaments de soutien avec « descente » d'organes tels que l'estomac, l'utérus ou la vessie ;
— varices.

Symptômes clés :

— sensation de vide à l'estomac,
— pesanteur dans le bas-ventre,
— boule au rectum,
— bouffées de chaleur,
— aggravation par la consolation,
— amélioration en marchant au grand air,
— désir d'aliments acides (vinaigre),
— aversion pour le lait.

Situations sensibles

Sur le plan circulatoire, est à retenir tout ce qui aggrave la congestion veineuse : la chaleur ou l'immobilité en même temps que la congestion hépatique et l'état général. À l'inverse, tout ce qui favorise le retour veineux améliore, en particulier la marche au grand air et une alimentation légère. Sur le plan général, signalons, chez la femme, toutes les modifications hormonales normales de sa vie génitale qui peuvent agir à la fois sur sa circulation, sur son tissu de soutien et sur son humeur.

Chaque cycle peut être l'occasion d'un syndrome prémenstruel marqué par une crise de foie et un mini-épisode dépressif.

La grossesse avec ses malaises et ses nausées, l'accouchement et le « baby blues », les infections urinaires et enfin la ménopause peuvent déclencher ou accentuer un état dépressif latent.

Personnes sensibles

Les possibilités thérapeutiques de Sepia et les situations sensibles montrent que ce médicament s'adresse surtout aux femmes, même si les troubles hépato-vésiculaires, la pesanteur pelvienne et la dépression peuvent intervenir également chez l'homme.

■ En bonne santé

La plupart du temps il s'agit d'une brune, plutôt maigre, au teint un peu terne, c'est une femme active, responsable, dévouée à sa famille et à son travail. Ses troubles circulatoires lui font craindre la chaleur et l'immobilité, elle aime marcher vite au grand air et croise les jambes quand elle s'assied. Ce geste a pour but de soulager la lourdeur qu'elle ressent dans le bassin, particulièrement avant ses règles.

Sujette aux pertes irritantes (leucorrhées), ses rapports sexuels sont souvent douloureux.

■ Malade

Avant les règles, c'est une femme fréquemment hyperactive à la maison ou à son travail. Son entourage en est conscient et sait également que cette phase sera suivie d'une période plutôt dépressive accompagnée d'une crise de foie ou de migraines. Parfois, après une grossesse ou à la ménopause, la dépression s'installe, marquée par un profond désintérêt et surtout une recherche de la solitude. Elle aura tendance à se replier sur elle-même, surtout si cette dépression chronique s'est alimentée au fil des années de désillusions et de déceptions vis-à-vis de son entourage, en particulier des hommes, souvent responsables de nombreux stress sur le plan affectif.

Indications pratiques

• État général et système nerveux :

— dépression après accouchement (15 CH, 1 dose à renouveler) ;

— dépression de la ménopause (15 CH, 1 dose à renouveler) ;

— syndrome prémenstruel (15 CH, 1 dose à renouveler).

• Domaine digestif :

— nausées de la grossesse se déclenchant à la vue et à l'odeur des aliments, surtout le matin (9 CH, 5 granules par jour) ;

— désir de vinaigre et d'aliments aigres (9 CH, 5 granules par jour) ;

— crise de foie (9 CH, 5 granules par jour) ;

— migraines (9 CH, 5 granules par jour) ;

— hémorroïdes (9 CH, 5 granules par jour) ;

• Domaine gynécologique :

— douleur, pesanteur dans le ventre avant les règles (9 CH, 5 granules par jour) ;

— mycoses vaginales (9 CH, 5 granules par jour) ;

— bouffées à la ménopause (9 CH, 5 granules par jour).

• Domaine urinaire :

— infections urinaires récidivantes (9 CH, 5 granules par jour).

• Peau :

— herpès en particulier à chaque cycle (9 CH, 5 granules par jour) ;

— eczéma avec crevasses (9 CH, 5 granules par jour).

Toutes ces indications et posologies ont été détaillées et comparées avec d'autres médicaments dans les rubriques « Que faire en attendant de consulter votre médecin ? »

En pratique, Sepia ne doit pas être pris plus de quelques jours sans avis médical.

Mon expérience

Sepia est un excellent médicament de la circulation sanguine et de la digestion, seul ou en formules composées ; Sepia composé pour les hémorroïdes ou Sepia biliaire pour les difficultés des voies biliaires sont de remarquables médicaments symptomatiques.

Néanmoins Sepia est surtout un grand médicament de terrain des femmes aux problèmes chroniques cutanés, gynécologiques et urinaires. Les épisodes dépressifs des suites de grossesse ou de la ménopause sont également de bonnes indications avec les limites de l'homéopathie, qui ne peut modifier la personnalité profonde des individus. Mais, faute de la modifier, l'analyse approfondie de tous les symptômes permet de la reconnaître et de la prévenir par le traitement homéopathique d'une part, qui a une réelle activité préventive et, d'autre part, par des conseils hygiéno-diététiques.

Il faut enfin remarquer que Sepia, comme nombre de médicaments à action surtout féminine, a été, dans sa description, victime d'un certain sexisme de la part des homéopathes du XIXe siècle : comme pour Ignatia ou Pulsatilla, décrits dans ce chapitre, ses symptômes de comportement ont été exagérément noircis. La réalité, heureusement, fait mentir les vieux homéopathes « machistes » et Sepia, Pulsatilla ou Ignatia en bonne santé sont aussi belles et dignes d'intérêt ou d'affection que Natrum muriaticum ou Phosphorus...

À avoir à la maison :

Sepia 9 CH, 1 tube.

Silicea

La silice est un minéral très répandu dont on retrouve des traces dans des plantes comme la prêle Equisetum. Cette dernière, très utilisée en phytothérapie et en médecine chinoise, est reconnue pour son action de drainage sur :

— le tissu conjonctif,

— la calcification,

— la protection vasculaire.

Aujourd'hui, des travaux ont également démontré son action sur le macrophage, globule blanc détruisant les éléments de grande taille, dont le rôle s'avère primordial dans le système immunitaire.

L'expérimentation et la pratique médicale confirment toutes les possibilités du médicament homéopathique Silicea, qui s'affirme comme un grand médicament de terrain sur :

— l'état général,

— les suppurations chroniques,

— la croissance et la minéralisation osseuse.

Les symptômes caractéristiques que recherche le médecin homéopathe

• État général :

— épuisement, manque de réaction,

— fatigue intellectuelle,

— frilosité,

— céphalée avec impression d'éclatement de la tête,

— hypersensibilité de contact.

• Peau, muqueuses :

— suppurations avec atteintes ganglionnaires,

— transpiration surtout de la tête et des pieds.

Symptômes clés :

— **sensation d'épine, d'écharde,**
— **froid,**
— **aggravation au froid,**
— **aggravation aux vaccinations,**
— **amélioration au chaud,**
— **transpiration, ongles cassants et taches,**
— **suppuration,**
— **manque d'énergie.**

Situations sensibles

Si dans notre pays, à certaines exceptions près, chacun mange à sa faim et de manière assez variée, de nombreuses études américaines et françaises mettent en lumière un grand nombre de carences en de nombreux nutriments. Elles sont dues à l'appauvrissement de nos aliments en raison des cultures intensives et de la dimension industrielle de leur production. Par ailleurs, de nombreuses situations (le stress, les maladies, les médicaments, le tabac, la pollution) augmentent considérablement leur consommation par l'organisme.

Ces carences sont d'autant plus génératrices de maladies qu'elles interviennent sur des terrains prédisposés, faisant alors apparaître les symptômes classiques de Silicea. Au premier rang, il faut retenir :

— le surmenage,
— les carences alimentaires et affectives, les régimes,
— la mauvaise tolérance aux vaccinations,
— les infections.

Personnes sensibles

C'est surtout aux deux extrémités de la vie que se développent les symptômes de Silicea, en particulier chez des individus plutôt maigres, frileux, chétifs.

L'enfant présente souvent une grosse tête avec des bosses frontales proéminentes. Le regard vif et sérieux, le teint pâle confèrent à l'enfant un air un peu vieillot. C'est un enfant et un adolescent, vif, intelligent, très affectueux mais anxieux et instable. Timide, manquant de confiance en lui, détestant la violence, il peut se réfugier dans une activité solitaire ou, au contraire, se consacrer à une cause généreuse et désintéressée. Rapidement fatigué, amaigri, malgré une bonne alimentation, il se plaint de maux de tête.

Autant l'enfant peut avoir un aspect vieillot, autant la personne âgée garde un regard vif et brillant, un air doux et fragile presque enfantin.

Très fatigable, épuisable, toujours très couvert quel que soit le climat, son appétit de moineau n'arrange pas sa maigreur et sa déminéralisation.

Indications pratiques

• État général :
— timidité, émotivité,
— épuisement, physique et intellectuel,
— sommeil agité, somnambulisme.
• Suppurations chroniques :
— rhino-pharyngites,
— bronchites,
— orgelets,
— furoncles, acné suppurée,
— suppurations dentaires,
— suppurations locales à la suite des BCG.

• Croissance et minéralisation :
— rachitisme,
— fractures,
— ostéoporose,
— allaitement.

Silicea est utilisé en 15 CH soit 5 granules par jour, soit en dose 1 ou 2 fois par semaine.

Mon expérience

Silicea est un médicament indispensable, quelle que soit la sensibilité de l'individu, pour les suppurations et pour les troubles de la minéralisation osseuse. Dans ces indications, on peut également prescrire des spécialités regroupant les différents sels minéraux calcaires (Calcarea composé).

Une indication très originale est la possibilité de faire ressortir les échardes (ou les piquants d'oursins) implantées dans la chair même depuis un certain temps.

La polyvaccination nécessaire, les BCG répétés pour cutis obstinément négatives, les infections à répétition, les traitements antibiotiques qui en découlent (pas toujours justifiés) sont souvent le point de départ de suppurations traînantes, en particulier chez les enfants fragiles. Silicea se révèle alors le grand médicament de ces situations désespérantes qui s'éternisent.

Pour les personnes âgées maigres, souvent dénutries, frileuses, qui se plaignent d'épuisement, le Silicea leur permet de reprendre force, chaleur et calme très rapidement.

Enfin reconnaître le caractère particulier de Silicea, c'est aussi savoir reconnaître ses appels à l'aide, sa faiblesse, son anxiété ; c'est le réchauffer, le protéger en sachant que si le médicament ne peut modifier sa structure psychique profonde, il peut néanmoins l'équilibrer et lui rendre sa vitalité.

À avoir à la maison :

Silicea 15 CH, 1 dose.

Sulfur

Le soufre ou Sulfur, présent et indispensable dans tout l'organisme, intervient dans certains processus vitaux.

Sa présence bénéfique dans de nombreuses sources thermales témoigne de son intérêt thérapeutique dans :

— les inflammations de la peau, des muqueuses, des membranes séreuses,

— la circulation sanguine,

— la détoxication hépatique.

La pratique homéopathique nous confirme ces possibilités et nous montre de surcroît que Sulfur est le médicament de base pour traiter les terrains marqués par la récidive périodique et l'alternance des maladies.

Les symptômes caractéristiques que recherche le médecin homéopathe

• Les symptômes qui décrivent le terrain chronique :

— le terrain allergique familial,

— la périodicité des maladies inflammatoires ou infectieuses,

— de la peau (furoncle, eczéma infectieux),

— des muqueuses (rhino-pharyngite, asthme, rhinites),

— des membranes séreuses (rhumatismes inflammatoires),

— l'alternance de ces maladies entre elles avec des épisodes de fatigue ou de surcharge digestive,

— les parasitoses fréquentes,

— les convalescences difficiles.

• Les symptômes propres à Sulfur :

— sensations de brûlure et de chaleur, en particulier au niveau des pieds, la nuit, mais aussi au niveau de l'anus avec prurit,

— démangeaisons qui empirent à la chaleur du lit,

— coups de pompe, fringales vers 11 heures du matin,

— désirs de mets épicés, de sucre, d'alcool.

Symptômes clés :

— aggravation par la chaleur et au lit,
— aggravation à 11 heures du matin,
— périodicité hebdomadaire,
— rougeur des orifices,
— désir de sucre et d'alcool.

Situations sensibles

Le terrain que traite Sulfur — comme d'autres médicaments tels que Calcarea carbonica, Arsenicum album ou Lycopodium — est avant tout un terrain héréditaire essentiellement de nature allergique. Plus les manifestations chroniques dermatologiques, ORL et respiratoires se retrouvent dans sa famille et plus l'individu est marqué par ce terrain chronique.

Le déclenchement des épisodes aigus et leur périodicité semblent également influencés par un état de surcharge alimentaire ou émotionnelle. On parlait autrefois pour expliquer ce terrain « d'auto-intoxication », c'est-à-dire d'une surcharge et d'une élimination insuffisante. On l'opposait ainsi à celui de Thuya ou Natrum sulfuricum lié à une « hétéro-intoxication », autrement dit de facteurs extérieurs tels que la pollution, les vaccins ou les maladies qui perturbent le fonctionnement des défenses de l'organisme.

Pour schématiser on pourrait dire :
— d'un côté il y a : « Trop c'est trop » et « Buvez, éliminez » ;
— de l'autre : les méfaits de la pollution.

Personnes sensibles

A priori, il n'y a pas de profil type pour Sulfur, pas plus qu'il n'y a de profil type prédisposant à l'eczéma ou au rhume des foins. En revanche, on a constaté que Sulfur convenait particulièrement à des individus toniques et expansifs.

■ En bonne santé

Extraverti, optimiste, il peut être un peu brouillon, bon vivant, porté sur la bonne chère, les qualificatifs positifs ne manquent pas dans les livres d'homéopathie pour décrire le tempérament de Sulfur. Sujet au coup de barre, en particulier vers 11 heures du matin, maigre ou gros, il a toujours trop chaud, surtout au lit ; il cherche le frais pour ses pieds qui brûlent ; rarement couvert, il se découvre au moindre exercice.

■ Malade

Les épisodes infectieux ou inflammatoires alternent avec des périodes de grandes fatigues, l'optimisme laisse alors place à un état anxieux marqué par un grand pessimisme et de l'irritabilité. Ce côté « Mister Hyde » est souvent éclipsé par la description du « docteur Jekyll » en bonne santé…

N'oublions jamais que c'est Sulfur malade que l'on soigne, et que l'homéopathie est avant tout une méthode thérapeutique et non une galerie de portraits morpho-psychologiques.

Indications pratiques

Toutes les maladies chroniques récidivantes en particulier :

• Domaine dermatologique :

— eczéma,

— herpès,

— parasitoses et mycoses,

— furonculoses.

• Domaine ORL et respiratoire :

— asthme,

— rhume des foins,

— rhyno-pharyngites chroniques.

• Cœur et vaisseaux : hypertension au début.

En pratique, Sulfur ne doit pas être pris sans avis médical.

Mon expérience

Sulfur est un grand médicament de terrain, mais son utilisation doit s'entourer de quelques précautions ; en effet, Sulfur a souvent comme effet, au début, d'exagérer les symptômes infectieux et inflammatoires. De ce fait, il doit être utilisé avec prudence pour « faire sortir » une maladie éruptive chez l'enfant, une grippe ou une bronchite. Cette capacité de Sulfur de faire mûrir les maladies peut être également responsable d'infections mal contrôlées (otites ou suppurations cutanées).

En revanche, si Sulfur doit être utilisé avec discernement au début des affections, Sulfur iodatum peut être prescrit pour les convalescences qui s'éternisent. Sulfur est en outre un grand médicament de l'état général, quand la personne va mal, quand son optimisme et son entrain légendaires ont laissé place à une lassitude, une anxiété et une mauvaise humeur inhabituelles. La diète, l'exercice physique ou un épisode aigu plus un traitement homéopathique bien suivi feront renaître notre Sulfur. Son tempérament instable, plutôt désordonné et volontiers optimiste fait qu'il arrête souvent prématurément son traitement et son régime, et que les mêmes causes produisant les mêmes effets, nous le revoyons régulièrement avec les mêmes problèmes de santé.

À avoir à la maison :

Sulfur iodatum 9 CH, 1 tube.

Thuya

Nous connaissons tous ce conifère cultivé et taillé pour les haies de nos jardins. Il est aussi appelé « arbre de vie » ou « cèdre blanc ».

Le médicament homéopathique est connu grâce aux expérimentations qui montrent son action :

— sur les organes génito-urinaires,
— sur la peau,
— sur le système lymphatique,
— sur l'état général.

Mais Thuya est surtout connu pour être le chef de file des médicaments d'un terrain très souvent retrouvé dans les maladies chroniques.

Les symptômes caractéristiques que recherche le médecin homéopathe

• D'abord retrouver les signes du terrain chronique :
— production de tumeurs bénignes (kystes, verrues) ;
— infiltration des tissus (cellulite, prise de poids) ;
— infections chroniques et traînantes des muqueuses ;

— la maladie s'installe progressivement, lentement ;
— la tendance dépressive survient.

Ces maladies apparaissent, en général, quand le système immunitaire est perturbé :

— par des maladies infectieuses,
— par des médicaments,
— par des vaccins,
— par la pollution,
— par le stress.

■ Les symptômes spécifiques de Thuya :

• État général :
— névralgies intolérables ;
— « impression que quelque chose bouge dans le ventre » ;
— impression d'être fragile comme du verre ;
— peur des maladies, du cancer.
• Muqueuses : sécrétions jaunes verdâtres.
• Peau : transpiration dégageant une odeur forte (de poireau).

Symptômes clés :

— névralgies,
— « impression que quelque chose bouge dans le ventre »,
— aggravation à l'humidité,
— aggravation par les vaccinations,
— amélioration par la chaleur sèche,
— borborygmes (gargouillis),
— idées fixes, tendance dépressive.

Situations sensibles

Thuya sera utilisé comme traitement de fond à chaque fois que la maladie est intervenue à la suite d'une perturbation du système immunitaire. Ainsi, devant une pathologie traînante des muqueuses, une prise de poids ou une dépression, il faut rechercher un événement déclenchant :

— vaccin BCG, coqueluche, antigrippal,

— maladies infectieuses avec son traitement ; chez les jeunes enfants, la récidive de leurs infections, avec des traitements de plus en plus agressifs, est l'une des causes de l'aggravation du terrain chronique ;

— le stress parfois évident (accidents, séparation, deuil), parfois difficile à retrouver quand il remonte à plusieurs mois et qu'il n'a pas été perçu par la personne, en particulier chez les enfants ;

— déménagement ;

— séparation d'avec la mère (crèche, école) ;

— arrivée d'un petit frère ou sœur.

Personnes sensibles

Il n'y a pas, *a priori*, de type morphologique ou psychologique qui prédispose aux maladies que traite Thuya.

En revanche, ces maladies peuvent petit à petit modifier la morphologie et le caractère.

■ La morphologie

La personne s'infiltre, prend du poids, en particulier au niveau du tronc et du bassin avec de la cellulite. La peau devient grasse, luisante, la transpiration est abondante, en particulier au niveau des aisselles et présente une odeur caractéristique de poireau. Les ongles sont striés et cassants.

■ Le caractère

Une tendance dépressive peut apparaître, liée à l'évolution de la maladie en cours et par une phobie des maladies graves, en particulier des cancers.

Un signe classique est la sensation d'une fragilité intérieure ou de mouvement comme si quelque chose de vivant remuait à l'intérieur du corps.

Indications pratiques

• Domaine ORL : rhino-pharyngites et bronchites récidivantes, si elles présentent les caractéristiques évolutives du terrain.

• Domaine génito-urinaire :
— hypertrophie de la prostate (9 CH, 5 granules par jour) ;
— polypes de vessie (9 CH, 5 granules par jour) ;
— infections urinaires chroniques (9 CH, 5 granules par jour) ;
— pertes blanches chroniques (9 CH, 5 granules par jour).

• Peau :
— Verrues, condylomes, « crêtes de coq » (9 CH, 5 granules par jour) ;
— cellulite (9 CH, 5 granules par jour).

• État général, nerfs :
— névralgies (15 CH, 1 dose à renouveler) ;
— dépression réactionnelle (15 CH, 1 dose à renouveler).

• Domaine digestif : colites avec gargouillements (9 CH, 5 granules par jour).

Toutes ces indications et posologies ont été détaillées et comparées avec d'autres médicaments dans les rubriques « Que faire en attendant de consulter votre médecin ? »

En pratique, Thuya ne doit pas être pris plus de huit jours sans avis médical.

Mon expérience

Thuya est surtout utilisé comme médicament de terrain : le caractère chronique et traînant devant toujours faire rechercher un événement au départ de la maladie. La découverte d'une réaction à une vaccination est très fréquente. Ce constat a fait dire parfois que les homéopathes étaient opposés aux vaccinations ; c'est faux ; simplement certaines personnes développent, particulièrement après certains vaccins, des réactions pathologiques (fatigue, problèmes muqueux ou cutanés), il est bon de le savoir et d'en tenir compte.

En pratique, il est d'usage de prendre 1 dose de Thuya en 15 CH le jour de chaque vaccination.

Thuya est utilisé avec succès comme traitement de fond systématique des verrues et des condylomes.

Enfin, en ce qui concerne les problèmes d'infection chronique des muqueuses, sa prescription est très efficace et favorise l'action des médicaments symptomatiques.

C'est une règle générale en homéopathie : quand une maladie est liée au terrain, les médicaments symptomatiques, même bien choisis (homéopathiques ou allopathiques) ne sont pas efficaces si le terrain n'est pas traité ; d'où l'importance de médicaments tels que Thuya, Sulfur et TK, également décrits dans ce livre.

À avoir à la maison :

Thuya 9 CH, 1 tube.

TERRAIN MODE RÉACTIONNEL CHRONIQUE

Nous avons vu dans ce chapitre avec Sulfur et Thuya deux grands médicaments des terrains chroniques :

— l'un avec Sulfur qui s'exprime par la périodicité et l'alternance d'inflammations de la peau, des muqueuses ou des membranes séreuses, vraisemblablement de nature héréditaire,

— et l'autre avec Thuya qui s'installe progressivement et durablement, à la suite d'une perturbation du système immunitaire par des maladies, des médicaments, des vaccins, le stress, et qui s'exprime surtout par la formation de tumeurs bénignes et la suppuration chronique des muqueuses ORL ou génitales.

Ces deux terrains, nommés aujourd'hui « mode réactionnel chronique » ont été décrits, il y a 200 ans, avec beaucoup de minutie par Samuel Hahnemann.

Hahnemann, à l'époque, et en l'absence des connaissances immunologiques et physio-pathologiques dont nous disposons actuellement, reliait l'existence de ces terrains chroniques à des « infections » aiguës : ces dernières, selon lui, développaient ensuite des lésions et des réactions de l'organisme qui se manifestaient chroniquement. Il se fondait, pour cette hypothèse, sur le modèle de la syphilis dont il était un des premiers en son temps à décrire correctement l'évolution chronique.

Ainsi, pour Hahnemann, la gale était responsable de toutes les pathologies dermatologiques chroniques qui démangent et d'un terrain chronique : la psore ou mode réactionnel psorique dont Sulfur est le médicament de base, ainsi que d'autres cités auparavant (Lycopodium, Calcarea carbonica ou Arsenicum album).

De même, la blennorragie (MST : maladie sexuellement transmissible très répandue à l'époque) était responsable, outre de l'écoulement urétral, de toutes les verrues génitales et d'un terrain chronique : la sycose ou mode réactionnel chronique sycotique, dont Thuya est le maître remède ainsi que Silicea ou Natrum sulfuricum.

Bien sûr, aujourd'hui, nous savons que le sarcopte de gale n'est pas responsable de toutes les dermatoses et que le gonocoque de la blennorragie ne produit pas de verrues, mais nous reconnaissons que les terrains décrits par Hahnemann et plus tard par ses élèves restent valables dans leur description, et surtout que la codification des traitements qui s'y rattache nous est chaque jour d'une aide thérapeutique précieuse.

Biothérapiques, nosodes

Après Hahnemann, ses élèves, dans l'hypothèse « microbienne » des terrains chroniques, ont élaboré des médicaments fabriqués à partir de la cause infectieuse supposée :

— Medorrhinum, élaboré à partir des sécrétions urétrales blennorragiques ;

— Psorinum, réalisé à partir de lésions de la gale ;

— et, plus tard, Tuberculinum, à partir de la tuberculine (liquide tiré d'une culture de bacilles de Koch).

Ces médicaments appelés « biothérapiques », parce que fabriqués à partir de matériel biologique, étaient également dénommés autrefois nosodes (étymologiquement : le médicament de la maladie).

Pendant longtemps, l'hypothèse infectieuse du terrain prévalut, renforcée par les découvertes bactériologiques, et la prescription de ces nosodes était, dans l'école française tout du moins, quasi systématique pour traiter le terrain.

Aujourd'hui, il reste que ces médicaments sont toujours considérés comme de grands médicaments de terrain. Leur prescription est très fréquente au même titre que celles de Sulfur ou de Thuya et, pour eux comme pour tous les médicaments de fond, cette prescription se fait à la fois sur leurs symptômes chroniques et sur leurs symptômes propres.

Medorrhinum

Medorrhinum est donc un biothérapique préparé à partir des sécrétions urétrales d'une blennorragie.

Ce médicament a été créé dans l'idée qu'il devait être le médicament de la cause, donc de fond du terrain dit « sycotique », dont les caractéristiques sont :

— production de tumeurs bénignes (kystes, verrues) ;
— infiltration des tissus (cellulite, prise de poids) ;
— infections chroniques et traînantes des muqueuses ;
— la maladie, qui s'installe progressivement, lentement ;
— la tendance dépressive apparaît.

Ces maladies voient généralement le jour quand le système immunitaire est perturbé :

— par des maladies infectieuses,
— par des médicaments,
— par des vaccins,
— par la pollution,
— par le stress.

Son expérimentation et son utilisation thérapeutique ont confirmé que, même s'il n'était pas le médicament de fond systématique de ce terrain, il était bien avec Thuya l'un des plus efficaces et qu'il pouvait l'être pour un certain nombre de symptômes qui lui sont propres.

Les symptômes que recherche le médecin homéopathe

• État général et système nerveux : agitation physique et mentale.

• Muqueuses, sécrétions collantes, irritantes :

— nasales, ou dans l'arrière-gorge, provoquant la toux en position couchée ;

— asthme, amélioré par la proximité de la mer ;

— urétrales ;

— vaginites.

• Peau :

— érythème fessier du nourrisson ;

— herpès génital ;

— verrues.

• Domaine rhumatologique :

— douleur du talon ;

— raideur dorso-lombaire.

Symptômes clés :

— sensation de brûlure locale,
— prurit,
— amélioration couché sur le ventre,
— désir d'alcool.

Situations sensibles

On retrouvera la prescription de Medorrhinum dans des situations typiques du mode réactionnel sycotique, en particulier à la suite des infections génitales :

— urétrites,

— infections gynécologiques,

— et à la suite de vaccinations mal tolérées.

Personnes sensibles

Pour l'ensemble des grands médicaments de terrain, il n'y a pas, en principe, de sujets plus fragiles que d'autres, ces médicaments étant indiqués avant tout sur la chronicité de lésions spécifiques, leur aspect, leur localisation et leur caractère évolutif.

En ce qui concerne les troubles du comportement, on peut distinguer quelques aspects originaux du type Medorrhinum.

■ En bonne santé

Enfant ou adulte, son comportement est marqué par l'instabilité, l'agitation et la précipitation. Le temps ne passe pas assez vite pour cet anxieux qui, tout à coup, se précipite sans raison.

■ Malade

L'enfant ne peut ni fixer son attention ni rester en place : à la maison, il passe d'un jeu à l'autre et, à l'école, il a du mal à suivre. Adulte, toujours instable, impatient et préoccupé par le temps qui passe, anxieux du vide qu'il ressent, il poursuit sa fuite en avant.

Indications pratiques

Toutes les indications de Medorrhinum sont liées à la notion de terrain chronique avec, en particulier, la notion de suite de vaccinations et d'infections génitales.

• Domaine génital :

— suites de blennorragie et surtout aujourd'hui les infections à chlamydiae et mycoplasmes ;

— verrues, condylomes, « crêtes de coq » ;

— prostatites,

— infections chroniques,

— énurésie (pipi au lit).

• Domaine ORL et bronches :

— rhino-pharyngites chroniques avec un écoulement chronique dans la gorge ;

— asthme amélioré au bord de la mer.

• Domaine rhumatologique : rhumatismes inflammatoires.

• Peau :

— érythème fessier ;

— verrues, en particulier les « molluscums » (petites verrues multiples).

• État général et système nerveux :

— troubles du sommeil de l'enfant ;

— agitation, difficultés scolaires ;

— syndromes dépressifs.

Dans tous les cas, Medorrhinum est pris en 15 CH, en doses espacées 2 à 4 fois par mois.

Toutes ces indications et posologies ont été détaillées et comparées avec d'autres médicaments dans les rubriques « Que faire en attendant de consulter votre médecin ? »

En pratique, Medorrhinum ne doit pas être pris sans avis médical.

Mon expérience

Medorrhinum est le médicament systématique des érythèmes fessiers des nourrissons et des douleurs du talon.

Hormis ces deux indications localisées, Medorrhinum s'avère un médicament de terrain très utile en particulier dans le traitement des verrues multiples et de certains asthmes.

Enfin, il peut améliorer le caractère agité, anxieux, précipité de certains enfants. La prescription de Medorrhinum assortie de conseils, de rééducation orthophonique donne souvent de bons résultats.

À avoir à la maison :

Medorrhinum 15 CH, 1 dose.

Psorinum

Psorinum est un biothérapique fabriqué à partir des sécrétions de lésion de gale ; il a donc été conçu pour être le maître médicament d'une maladie chronique, le nosode, que l'on rattachait à la gale.

Si l'hypothèse de la gale n'est plus acceptable aujourd'hui, en revanche le terrain dit « psorique » décrit par Hahnemann reste une réalité clinique évidente. L'utilisation thérapeutique de Psorinum nous montre que, à l'instar de Sulfur, il est un très grand médicament du mode réactionnel chronique psorique.

Il s'adresse particulièrement à des individus qui souffrent :

— de maladies dermatologiques chroniques,

— d'allergies respiratoires,

— de perturbations de l'état général.

Les symptômes caractéristiques que recherche le médecin homéopathe

• Les symptômes qui décrivent le terrain chronique :
— le terrain allergique familial ;
— la périodicité longue des maladies inflammatoires ou infectieuses (chaque hiver, par exemple)
• de la peau (furoncle, eczéma) ;
• des muqueuses (rhino-pharyngites, asthme, rhinites) ;
• des séreuses (rhumatismes inflammatoires) ;
— l'alternance de ces maladies entre elles ou avec des épisodes de fatigue ou de surcharge digestive ;
— les parasitoses fréquentes et mycoses ;
— les convalescences difficiles.

Les symptômes spécifiques de Psorinum concernent l'état général :
— faiblesse générale, amaigrissement ;
— grande frilosité ;
— difficulté à réagir aux médicaments ;
— se sent anormalement bien la veille d'une maladie.

Symptômes clés :

— prurit intense,
— aggravation par le froid,
— amélioration par la chaleur,
— rechute chaque hiver ou printemps,
— fétidité des sécrétions,
— fringale.

Situations sensibles

Les situations sensibles sont celles qui, sur un terrain héréditaire, révèlent les caractéristiques du mode réactionnel chronique psorique et la sensibilité particulière de Psorinum :
— les allergies, en particulier aux acariens ;
— les états de surcharge alimentaire ;
— les récidives désespérantes malgré les traitements ;
— le froid.

Personnes sensibles

Pour l'ensemble des grands médicaments de terrain, il n'y a pas, en principe, de personnes plus touchées que d'autres, ces médicaments étant utilisés par le caractère chronique des lésions spécifiques par leur aspect, leur localisation et leur caractère évolutif.

En ce qui concerne les troubles réactionnels généraux, on peut distinguer quelques aspects originaux.

■ En bonne santé

De santé fragile, frileux de manière presque phobique, il est toujours excessivement couvert, craint l'hiver et les courants d'air. Maigre, pâle, la peau, soit trop sèche soit huileuse, semble malsaine.

Pessimiste, désespéré de son état de santé, quand il se sent, par extraordinaire, en pleine forme, il sait que c'est le signe d'une affection pour le lendemain.

■ Malade

Il recherche de plus en plus la chaleur ; ses troubles (asthme, migraine ou eczéma) sont de plus en plus fréquents et parfois améliorés en mangeant ; épuisé, encore plus frileux que d'habitude, il se sent incurable et très déprimé.

Indications pratiques

• État général et système nerveux :
— dépression, amaigrissement,
— grande frilosité,
— fringales la nuit et lors des migraines.

Toutes les autres indications sont liées au terrain chronique psorique :

• État général :
— convalescence traînante,
— manque de réaction au traitement,
— migraines chroniques.

• Muqueuses :
— coryza spasmodique,
— asthme.

• Peau :
— éruptions qui reviennent chaque hiver,
— mycoses récidivantes.

Dans tous les cas, Psorinum sera prescrit par votre médecin comme un traitement de fond, en haute dilution 15 CH, régulièrement 2 à 4 fois par mois.

Mon expérience

Psorinum est un grand médicament de fond du mode réactionnel chronique psorique.

En comparaison avec Sulfur, il sera utilisé chez des personnes plutôt :
— frileuses,
— peu toniques, voire pessimistes,

— aux manifestations périodiques chroniques très espacées, en particulier chaque hiver.

Psorinum est également d'un grand intérêt pour relancer certains traitements aigus ou de fond qui ne « veulent » pas agir. L'habitude est alors de donner des doses de Psorinum en dilutions montantes, 9, 15, 30 CH pour déclencher une réaction chez le malade.

Enfin, Psorinum peut rendre des services appréciables chez le vieillard, frileux, constipé, désespéré de son état, ne réagissant à aucun médicament, en lui redonnant un peu de tonus, de chaleur et de capacité réactionnelle pour suivre avec succès son traitement.

Tuberculinum ou TK

C'est la tuberculine brute de l'Institut Pasteur qui sert à réaliser les tests tuberculiniques.

Les tuberculines étaient encore avant la guerre très utilisées dans un but thérapeutique et leurs effets secondaires nous ont permis de connaître leurs actions pathologiques semblables à celles du bacille de Koch.

Les homéopathes ont également constaté que cette préparation était le chef de file d'une lignée de médicaments qui intervenaient dans le traitement d'un terrain nommé tuberculinisme.

Les symptômes caractéristiques que recherche le médecin homéopathe

- Les muqueuses ORL, pulmonaires, digestives : toutes les affections ORL et pulmonaires récidivantes.
- Le tissu lymphatique : ganglions très fréquents et qui persistent.

• la peau :
— réactions allergiques, eczéma, urticaire,
— transpiration.
• L'état général et le système nerveux :
— amaigrissement malgré un bon appétit et des fringales,
— fatigue, hypersensibilité, émotivité,
— caractère instable,
— maux de tête, le soir.

Symptômes clés :

— maigreur, frilosité,
— fatigabilité,
— affections ORL à répétition,
— variabilité des symptômes,
— rechutes fréquentes.

Situations sensibles

L'adaptation des tout-petits qui se trouvent en contact brusquement et de manière répétitive avec des virus et des microbes, dans un contexte psychologique de rupture (entrée à la crèche ou à la maternelle) peut être vécue particulièrement difficilement par un enfant hypersensible.

La mauvaise alimentation et surtout les carences sont également à l'origine du terrain tuberculinique.

La vaccination par le BCG, quand elle est mal supportée, entraîne justement tous les troubles du tuberculinisme :
— fragilité ORL avec infections récidivantes,
— ganglions durs et douloureux.

Personnes sensibles

Ce médicament convient surtout à des enfants ou à des personnes jeunes, plutôt maigres et longilignes.

■ En bonne santé

Il s'agit toujours d'une personne frileuse, très émotive, d'humeur plutôt instable. Imaginative et créative, elle aime le changement tant dans sa vie personnelle que professionnelle. Elle aime aussi les déménagements et les voyages.

Elle a du mal à se mettre en route le matin, n'aime pas se fixer sur son travail dans la journée mais devient hyperactive le soir.

Sujette aux rhumes et aux bronchites avec des rechutes fréquentes, elle est vite « à plat ».

■ Malade

Elle est épuisée et de plus en plus frileuse. Déjà pas très « épaisse », elle maigrit encore. Elle se sent épuisée physiquement mais aussi intellectuellement et se plaint de maux de tête le soir. Le moindre exercice ou effort lui pèse. Hyperémotive, elle devient craintive, n'a plus aucune confiance en elle et peut se réfugier dans ses rêves.

Indications pratiques

• ORL :
— rhino-pharyngites à répétition,
— asthme,
— otites à répétition.
• Domaine gynécologique : règles douloureuses.
• État général et système nerveux :
— troubles de croissance,

— problèmes endocriniens (thyroïde),
— spasmophilie,
— maux de tête,
— anxiété et hyperémotivité.

Tuberculinum est un médicament uniquement de prescription médicale.

Mon expérience

En priorité, Tuberculinum est un grand médicament de terrain qui est très précieux dans le traitement des rhino-pharyngites, bronchites ou otites à répétition. Il est généralement utilisé avec modération, c'est-à-dire 1 ou 2 fois par mois, car pris trop souvent il peut aggraver la maladie ou l'état du malade qui, par nature, est hypersensible.

Une bonne indication de Tuberculinum est l'aggravation d'un eczéma ou d'un rhume à l'occasion d'une cuti-réaction.

Quelques adresses utiles

■ Syndicats, associations

Syndicat national des médecins homéopathes français
60, rue de Latour-Maubourg, 75007 Paris
Tél. 01 44 18 62 21

Syndicat de la médecine homéopathique
43, rue de la Belle-Image, 94700 Maisons-Alfort

Société française des médecins homéopathes spécialistes
43, rue du Docteur-Arnold-Netter, 75012 Paris

Groupement des pédiatres homéopathes d'expression française
34, rue Félicien-David, 75016 Paris

Syndicat national de la pharmacie homéopathique
20, rue de la Libération, 69110 Sainte-Foy-lès-Lyon

Tous ces organismes pourront vous communiquer l'adresse d'un médecin homéopathe compétent consultant près de chez vous, ou de consultations d'homéopathie dans des hôpitaux ou des dispensaires.

■ Dispensaires et hôpitaux spécialisés

Dispensaire Hahnemann
99, boulevard Auguste-Blanqui, 75013 Paris
Tél. 01 45 80 15 03

Hôpital Saint-Jacques
37, rue des Volontaires, 75015 Paris
Tél. 01 45 66 29 00

Hôpital Saint-Luc
6, rue Raulin, 69007 Lyon
Tél. 04 78 61 88 88

INDEX DES MALADIES

INDEX DES MÉDICAMENTS

Bien-être

7165

Achevé d'imprimer en France (Manchecourt)
par Maury-Eurolivres le 6 janvier 2003.
Dépôt légal janvier 2003. ISBN 2-290-07165-X
1er dépot légal dans la collection : mars 1999

Éditions J'ai lu
84, rue de Grenelle, 75007 Paris
Diffusion France et étranger : Flammarion